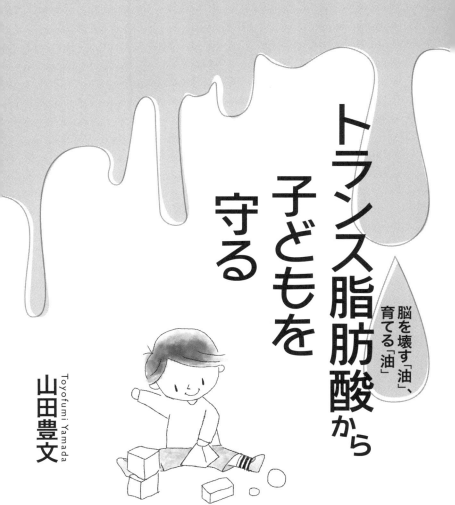

トランス脂肪酸から子どもを守る

脳を壊す「油」、育てる「油」

山田豊文
Toyofumi Yamada

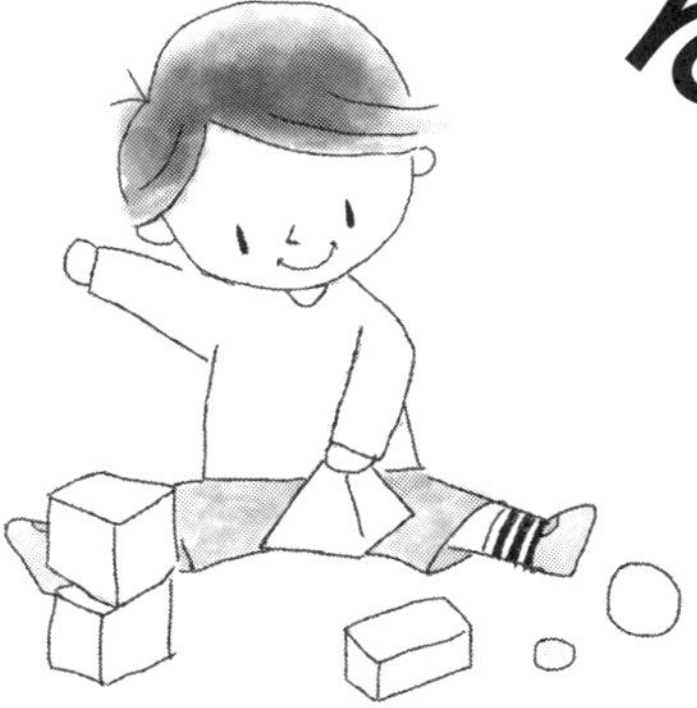

共栄書房

トランス脂肪酸から子どもを守る——脳を壊す「油」、育てる「油」◆目次

第1章 子どもが病む社会に未来はない

第2章 トランス脂肪酸とさまざまな健康問題

第3章　世界と日本のトランス脂肪酸事情

第4章　体内の「油チェック」と改善に役立つ油のとり方

第5章　子どもたちと一緒に取り入れたい食習慣

第6章 家族みんなで実践したい生活習慣

あとがき

第1章

子どもが病む社会に未来はない

子どもたちは「小型の大人」ではない！

大前提として、子どもの健康を論じる際に断じて忘れてはならないのは、発達途上の子どもは「小型の大人」などではないということです。

小さな子どもたちは、心と体を形づくる全ての要素がまだまだ未完成の状態です。そのため、私たちの生活環境中に満ち溢れているさまざまな有害物質からの悪影響を、大人に比べて強く受けやすい（脆弱性が高い）と同時に、有害物質のダメージに耐える力（耐性）もきわめて低いのです。要するに、心身のさまざまな機能が完全に成熟した頑強な大人とは、何もかもが全く違っているわけです。

さらにいえば、子どもたちの発達段階によっても特徴的な違いがあります。乳幼児期は、消化器官を通じて有害物質が吸収されやすい一方で、それを処理する機能は弱く、成長に応じて徐々に強まっていきます。生まれたばかりの頃は有害物質を排泄する能力も低く、2歳くらいまでに完成するといわれています。つまり、乳幼児期は有害物質を取り込みやすい上に処理したり追い出したりしにくいという特徴があり、体内によからぬものをため込みやすい時期であるといえます。

とはいえ、やはり最も注意すべきは「お腹の中の赤ちゃん」です。胎児は母親の胎内にいる約10ヶ月間に劇的に成長しますが、特に妊娠初期は細胞分裂が盛んに行われ、受精後わずか8週までに胎児の外形や臓器の大半がつくられます。このことから、受精後3〜8週目までは脆

図１　子どもは小さな大人ではない

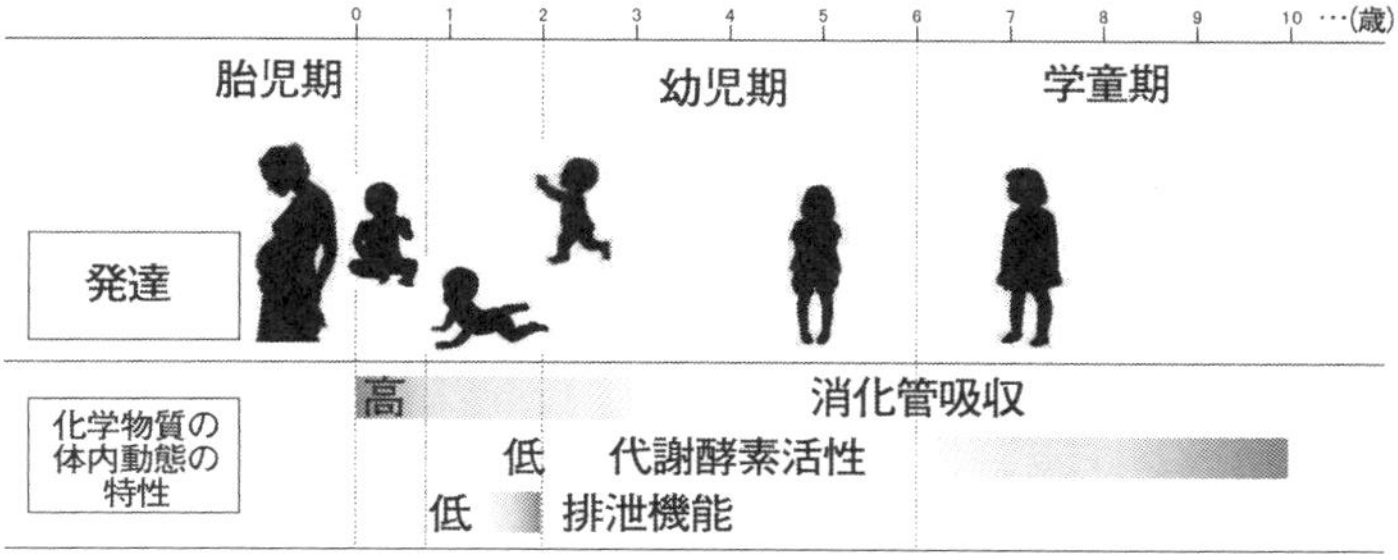

図２　ウインドウ期

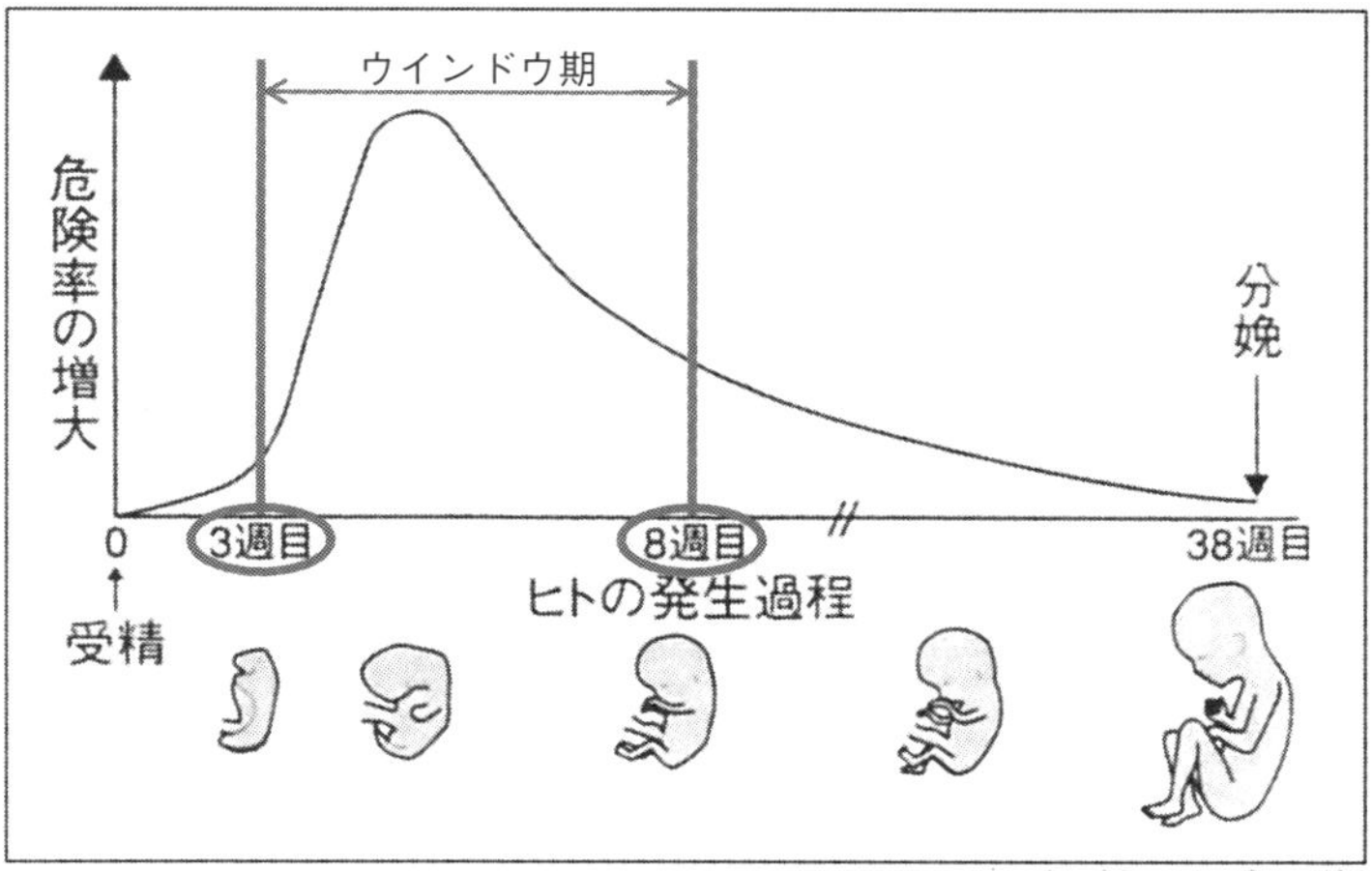

（出典：森千里・戸高恵美子『へその緒が語る体内汚染』2008 年、技術評論社）

弱性が特に高く、有害物質などの外的要因によってダメージを受けやすい、極めてセンシティブな時期です。

それはまるで、家の窓が開いていて外からよからぬものが見境なくどんどん侵入してくるような時期であることから、「ウインドウ期」と呼ばれています。このウインドウ期に妊婦が有害物質にさらされると、へその緒を通じて一気に胎児に送り込まれます。胎児は、こうしたよからぬものを処理するためのさまざまな機能が未発達であるため、体内に長くとどめることになり、心身の健康問題のリスクを高めてしまうのです。

子どもを大人の基準の犠牲にしてはならない

乳幼児期においては、小さな子ども特有の行動に関連するようなリスクも存在します。例えば、手に持ったものを何でも口に入れたりなめたりする行為（マウジング）や四つん這いの姿勢、そこからのハイハイなどは、その最たるものです。皮肉にも、ただでさえ脆弱性の高い乳幼児がこうした行動を通じて、大人よりも有害物質を取り込みやすい状況を自らつくってしまっているわけです。

ところが、現在の毒性学で基準となっているのは主に「体重50kgの成人男性」であることは、意外に知られていないかもしれません。要するに、生まれたての赤ちゃんも、か弱い子どもも、頑強な大人も、男性も女性も、さらには妊婦も授乳婦も、全て同じ扱いになっているわけです。

さまざまな有害物質による健康影響を考える上で、体内のあらゆるシステムが完成した頑強な大人の男性を基準にするのは、あまりに機械的かつナンセンスとしか言いようがありません。本来であれば、最も弱い立場の小さな子どもたちを守ることを最優先に、あるいは大人とは別個に、基準を設けるべきではないでしょうか？

だからこそ、この手の話で「微量なら安全」などという理屈は通らないのです。

エコチル調査が物語る子どもの脆弱性

環境省は、子どもにおける環境リスクの増大や有害物質に対する子どもの脆弱性に注目し、2010年度から、化学物質の影響に関する10万人規模の大規模プロジェクトを進めています。この国家プロジェクトの正式名称は「子どもの健康と環境に関する全国調査」というものですが、「エコロジー」（環境保全）と「チルドレン」（子ども）を組み合わせて、通称「エコチル調査」と呼ばれています。

エコチル調査では、さまざまな環境要因が子どもたちの成長や発達にどのような影響を及ぼすのかを明らかにすべく、胎児期から誕生後13歳になるまで、対象となった子どもの健康状態が定期的に確認されます。現在、研究分野ごとに**図3**のような仮説が立てられています。

また、調査の中心仮説にはもう少し具体的なことも記されています。それは、ダイオキシンやポリ塩化ビフェニル（ＰＣＢ）、水銀や鉛、ヒ素などの重金属類、ビスフェノールＡなどの

図３　エコチル調査の分野別仮説

妊娠・生殖分野	①化学物質のカップルへの曝露は性比に影響を及ぼす。 ②妊娠中の化学物質の曝露により、妊娠異常や胎児・新生児の発育異常が生じる。
先天奇形分野	①環境中の化学物質が先天奇形の発生に関与する。 ②先天奇形症候群奇形発症は、遺伝的感受性と曝露量の複合作用による。
精神神経発達分野	①胎児期および幼少期における化学物質の曝露が子どもの発達障害および精神障害に関与している。 ②胎児期および幼少期における化学物質の曝露が子どもの精神症状に関与している。
免疫・アレルギー分野	①胎児期および幼少期における、近代的環境で著しく増加した化学物質の曝露が、子どものアレルギー症患に関与している。
代謝・内分泌分野	胎児期および幼少期おける環境中の化学物質の曝露が、 ①小児期から成人期の肥満、インスリン抵抗性、２型糖尿病の発生に関与する。 ②小児・思春期の成長、思春期および成人期の性成熟・生殖能力・性腺系発癌に影響を及ぼす。

（出典：環境省ホームページ）

環境ホルモン、そして有機リン系殺虫剤やＤＤＴなどの農薬をはじめとする、多種多様な化学物質にさらされることで、▽出生時体重の低下、▽発育異常、▽先天奇形（口唇裂、口蓋裂、二分脊椎、ダウン症など）、▽性分化の異常（男女比の偏り、性器形成障害、脳の性分化異常など）、▽精神神経発達障害（自閉症、学習障害、ＡＤＨＤなど）、▽免疫系の異常（小児アレルギー、アトピー、喘息など）、▽代謝・内分泌系の異常（糖尿病、肥満など）……といったような、心身のさまざまな健康問題を招くのではないかというものです。

皆さんはこれを見て衝撃を受けたかもしれません。あるいは、「まさかそんなことはないだろう⁉」とさえ思ったかもしれません。こうした有害物質のせいで一時的に体調を崩したりすることはあっても、ここまで深刻な悪影響を及ぼすなんて――。

しかしいずれも、「仮説」という割には、かなり具体的で踏み込んだ内容だと思いませんか？　そこからは、子どもの健康に対する有害物質の影響がそれほど強く疑われてきたのだという、これまでの経緯も読み取れるわけです。そもそも、子どもの脆弱性に注目した調査が国家レベルで実施されていること自体、有害物質の不気味さや事の重大さを際立たせているようなものです。そして、こうした有害物質の最大の摂取源となっているのは、毎日の食事です。いつの間にか、私たちの食べ物や飲み物が汚染されているのです。

2018年5月時点で、北海道から沖縄まで、全国に15ヶ所のサブユニットセンターが設置され、20以上の大学や約300もの医療機関が提携し、それぞれの地域でエコチル調査が実施されています。例えば最近では、エコチル調査のデータを利用して、有害ミネラルのカドミウムと早期早産との関連性が報告されました。またこれまでには、魚の摂取と妊娠期うつの減少など、この本のテーマでもある「油のとり方」と健康の関連性についての研究結果も示されています。

ところが、極めて重大な環境因子であるにもかかわらず、トランス脂肪酸の悪影響についてはは全くと言っていいほど目が向けられていません。この問題の理由や背景については第3章で詳しく紹介することにしましょう。

2〜3歳までは脳のバリアも大人以上に不完全

お腹の中ですくすくと育つ赤ちゃん。体の成長はもちろんのこと、脳の発達のスピードやその激変ぶりには目覚ましいものがあります。それはまるで、霊長類（サルの仲間）の進化の過程そのもので、妊娠6ヶ月頃にはニホンザルの脳のようであったものが、出生直前にはゴリラの脳に近い状態にまで成長するといいます。

こうした変化は、私たち大人の脳では起こりえないものです。胎児の脳では細胞分裂が猛烈な勢いで進行している様子がうかがい知れます。劇的な変化を遂げるこのような発達プロセスでは、「脳のバリア」も完全には機能しないことを知っておく必要があります。

この脳のバリアは、正確には「血液脳関門」といいます。血液脳関門は、非常に重厚で独特な構造を持っていて、脳とそれ以外の体の部位でさまざまな物質をやりとりする上で、まさに関所のような役割を果たしています。

図4の断面図を見ながら説明していきましょう。まず、脳内の毛細血管は他の部位の毛細血管に比べて、血管壁をつくっている細胞同士の隙間が非常に狭く、物質が通過しにくいという特徴があります。さらに、脳ではグリア細胞という細胞が毛細血管の外側をぐるりと取り囲んだような構造になっていて、これも血管壁の隙間から物質が通り抜けにくくしています。これに加え、グリア細胞は自ら橋渡し役となって、毛細血管と神経細胞がダイレクトにつながらないようにしつつ、脳の構造自体を支える支柱的な役割も担っているのです。

図４　血液脳関門の構造

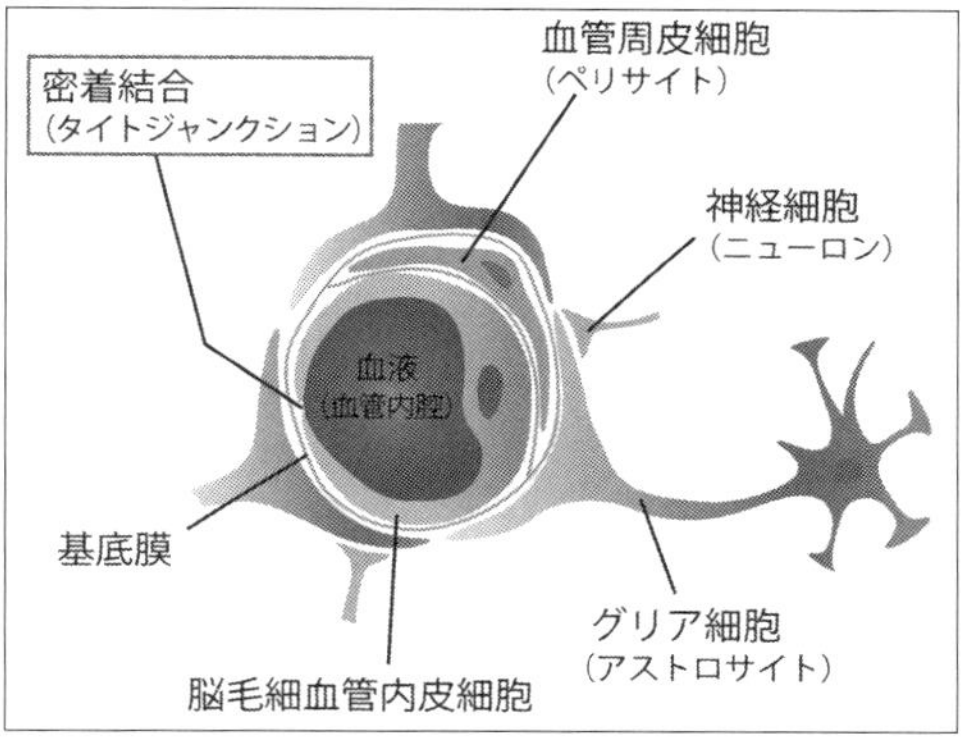

関所はまだまだ続きます。毛細血管のすぐ外側には基底膜という膜があり、その外側は軟膜《なんまく》という別の膜に包まれていて、さらに軟膜と毛細血管の隙間は液体（脳脊髄液《のうせきずいえき》）で満たされています。

つまり、ある物質が脳の毛細血管内から神経細胞に取り込まれるためには、血液→毛細血管の細胞膜→基底膜→脳脊髄液→軟膜→グリア細胞→神経細胞……という、いくつもの関所をクリアしていく必要があり、逆に脳内で生じた老廃物などは、この反対のルートをたどって脳の外に排泄されるというわけです。

難しい言葉がいくつか出てきましたが、覚えておく必要はありません。脳はこれほどまでに複雑なバリアに守られているのだということだけ、頭に入れておいてください。

逆にいえば、こうしたバリアの存在は、脳がどれだけ重要かということを物語っているかのようですが、血液脳関門は２～３歳くらいまでは未完成であるため、

図５　胎盤の構造

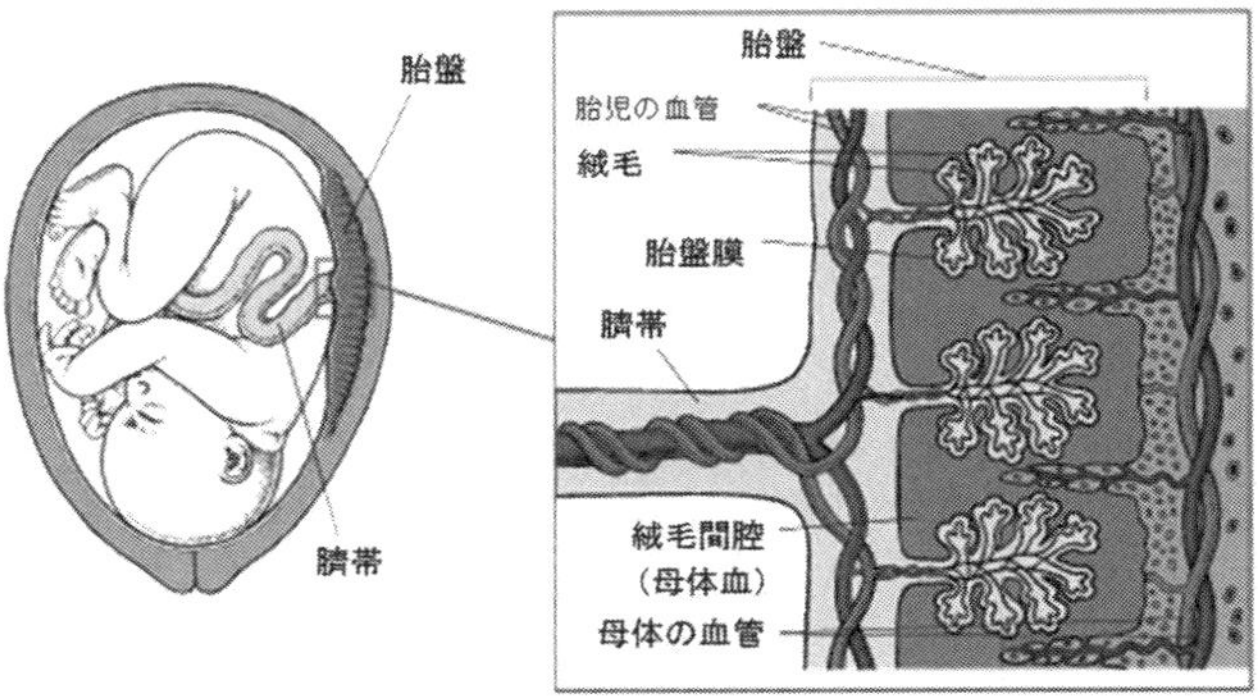

（出典：「MSD マニュアル」ホームページ）

残念ながら強固なバリア機能が期待できません。また、私たち大人の完成した血液脳関門でさえも決して鉄壁というわけではなく、さまざまな要因のせいでバリア機能が低下します。こうした背景から、胎児期から幼少期にかけては、有害物質による脳のダメージを特に受けやすいのです。

胎盤のバリアさえも胎児を守ってはくれない

また、脳のバリアと同じような仕組みが、母親と胎児の間にも存在します。それは「胎盤のバリア」（血液胎盤関門）です。

胎児は母体の胎盤とつながっていて、胎盤を介して、母親の血液中に含まれる酸素や栄養素を受け取っているわけですが、胎盤内はいくつもの層になった複雑な構造でできており、この構造を通じて、母体の血液と胎児の血液は別々のものとして完全に隔離されています。これが胎盤のバリアの実体であり、基本的には脳のバリアの役割や構造とよく似たものです。

全体的に、油に溶けやすい物質や小さな物質ほど胎盤のバリアを通過しやすいと考えられていますが、やはり脳のバリアと同様、物質の通過しやすさについてはさまざまな要因に影響されることが知られています。母体や胎児の血液の流れが健康かどうかや、妊娠週数の差（胎児の発達度合い）なども大きいようです。

なお、胎盤と胎児はへその緒（臍帯《さいたい》）でつながっているわけですが、驚くことに、現代人のへその緒に含まれる血液（臍帯血）からは、何らかの環境汚染物質が100％の確率で検出されるといわれています。これは、母親の全員が有害物質を体内に取り込んでいること、この有害物質が胎盤のバリアを通過し、胎児に到達してしまっていることを、それぞれ意味するものです。

悲しいかな、「胎児は有害物質から守られていない」のが現実なのです。

食品そのものも子どもたちを脅かしている

さて、ここで忘れてはならないのは、エコチル調査のところで紹介したような環境中の汚染物質だけでなく、食品そのものも有害物質に満ち満ちているという事実です。その代表格が「トランス脂肪酸」です。

トランス脂肪酸の詳細については第2章でお話ししますが、マーガリンやショートニングなどに含まれる人工的な物質がトランス脂肪酸です。例えば、母親の血液中のトランス脂肪酸は、胎盤を通過して胎児に移行してしまうことが分かっていますし、未熟児（生後4日）のトランス脂肪酸の血中濃度と出生体重には逆相関も認められています。これはつまり、未熟児の血液中にトランス脂肪酸が多くみられるほど、赤ちゃんの体重が軽い（＝成長が妨げられている）ことを意味します。また、トランス脂肪酸の摂取量が多い女性では、子癇前症《しかんぜんしょう》（妊娠高血圧症候群。胎児の成長に必要な量の血液が供給できなくなる）のほか、不妊や流産、死産のリスクが高いことも示されています。

これだけでも、トランス脂肪酸の恐ろしさを伝えるには十分でしょう。とはいえ、今の皆さんにはにわかに信じがたく、「何かの冗談だろう⁉」としか思われないかもしれません。

トランス脂肪酸は大人にとっても有害なものであり、アメリカ食品医薬品局（ＦＤＡ）は、「トランス脂肪酸を禁止することで年間2万件の心臓発作を防ぎ、心臓病による死者も7千人削減できる」と試算しています。しかし、これは同時に、「数多くの子どもの先天異常や発達障害のほか、妊娠に伴うさまざまな問題を減らせる」というメッセージとしても解釈すべきなのです。

合成ホルモン剤のＤＥＳ（ジエチルスチルベストロール）は、かつて、妊娠期や授乳期の女性が見舞われるさまざまな症状の改善を目的に処方されました。利用が拡大した1940年代当時は〝奇跡の薬〟とまでいわれ、流産防止や母乳量の調節、さらには更年期障害の軽減など

図6　DES製剤の広告

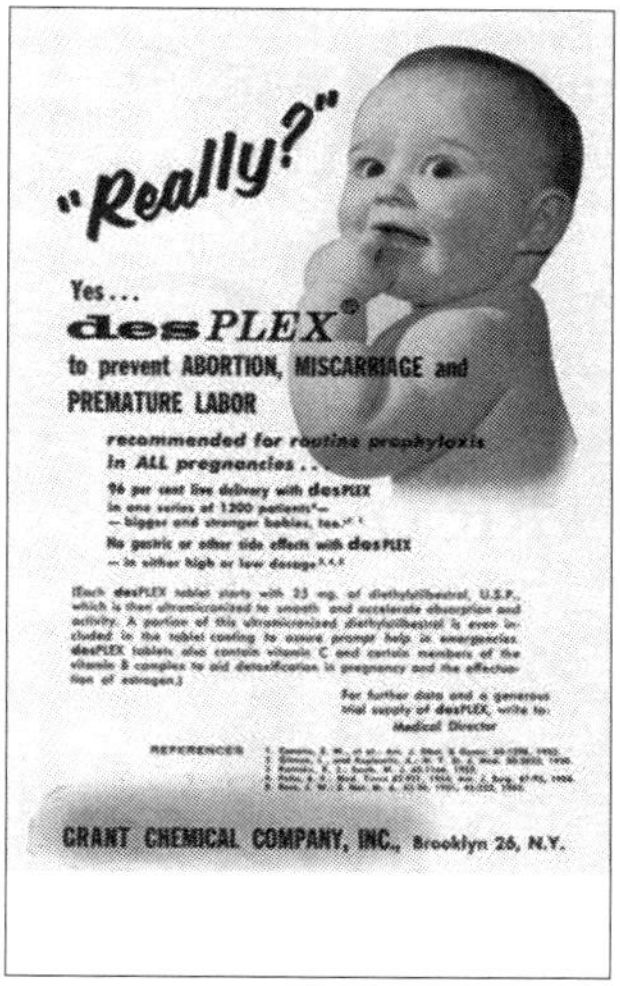

米国の医学誌（1957年）に掲載されたDES製剤の広告。
「流産や早産を防ぐ」「全ての妊婦に推奨」などと記されている。
（出典：『American Journal of Obstetrics and Gynecology』誌1957年6月号）

にも幅広く使われるようになっていったのです（図6）。

ところがその後、DESを服用した母親から生まれた女の子が、成長後に膣がんを発症するなどの危険性が明らかにされ、1970年代初めにはDESの投与が禁止されるにいたりました。しかし実質的には、いわばDESの現代版が、私たちの食事に潜んだトランス脂肪酸なのです。これは決して大げさな話などではありません。

健康の初期設定レベルをできるだけ高く

今の日本でさまざまな病気が蔓延しているのは、その背景に、「生まれつき病気になりやすい人」の増加があるのではないかと私は考えています。そのキーワードとしてあげておきたいのが「プライマル・ヘルス」です。

人の一生涯を通じた健康のよしあしは、赤ちゃんの時に決まってしまうといっても過言ではありません。自動車や家電製品、水槽などに利用されているサーモスタット（温度調整装置）

が、最初に設定された温度を一定に保つのと同じように、赤ちゃんの時に最初に設定された健康状態（プライマル・ヘルス）がベースとなり、その設定度合いによって、赤ちゃんが持つ適応能力の振り幅が決定づけられるのです。

つまり、プライマル・ヘルスが低く設定されれば、適応能力の範囲もずっと低いままになってしまう一方で、高く設定されれば常に高いレベルで適応能力を発揮し、赤ちゃんが成長して大人になった後もそれが続いていくというわけです。

これほどまでに重要な最初の設定がどのレベルになるかは、妊娠中や出産前後の環境がどのようなものだったかということと、密接に関連しています。現代社会では、妊娠中や出産前後の環境があまりに劣悪であることから、生まれてくる赤ちゃんには大変な受難が待ち構えているために、結果としてプライマル・ヘルスが極端に低い人が増加の一途をたどっていると考えられるのです。これが「生まれつき病気になりやすい人」を増やしているように思われます。

母親の食事の質が低く、数々の有害物質を取り込み続けていると、お腹の中の赤ちゃんにとって劣悪な環境となります。しかし胎児はそこから逃げだすことができないわけですから、そんな環境の中で四苦八苦しながら無理やりにでも適応し、発育していかなければなりません。その結果、やっとの思いで生まれてきた赤ちゃんは、プライマル・ヘルスの設定レベルが低いままであるため、将来的にもさまざまな健康問題を起こしやすくなります。

妊娠期間の約10ヶ月間には、生命が進化していった40億年もの歴史が凝縮されているといわれます。その間の胎児は、まさに生命の進化のプロセスを示すような、姿かたちや体内の仕組みの劇的な変化を遂げるわけですが、これを換算すると、胎児にとっての1日は、生命の進化の実に1300万年分にも相当することになります。もはや想像もつかない世界です。しかし少なくとも、0・1㎜ほどの受精卵が猛烈なスピードで発達・成長し、身長50㎝、体重3㎏ほどの赤ちゃんへと変貌するこの期間が、いかに神秘的でデリケートであるかということは誰でもよく分かるはずです。

その反面、この時期の「環境整備」をおろそかにし、スタートダッシュに出遅れてしまえば、プライマル・ヘルスの設定レベルに大きな差がついてしまいます。逆に、ここでスタートダッシュに成功すれば、誰もが賢く優しい子どもに育ちますし、アトピーや喘息で苦しむこともなくなります。

だからこそ、環境整備の柱となるこの時期の栄養学、特に「油のとり方」は、何ものにも代えがたいほど極めて重要なのです。胎児期に母親から与えられる環境（栄養）は、生まれてくる子どもの一生涯にわたって影響を及ぼし続けます。その中でも、本書のテーマである「油のとり方」は、とりわけ重要な鍵を握ります。

母親自身が何を食べ、何を食べないか、生まれてきた子どもたちに何を与え、何を与えないようにするか――。その1回1回は些細なことのように思えても、毎日のこうした積み重ねが、やがてはとてつもなく大きな健康格差を生み出すことにつながっていくわけです。

予防原則に基づいて子どもたちを守っていこう

このように、胎児期や乳幼児期は、私たちの健康を考える上で極めて重要な時期です。近年、成人期に発症する慢性疾患（いわゆる生活習慣病）のリスクは、遺伝的素因や成人期の生活習慣だけでなく、胎児期や乳幼児期の環境に影響されるという考え方が支持されつつあります。いわゆる、「健康や病気における胎生期起源」（Developmental Origin of Health and Disease）説です。

平たくいえば、生まれながらにして持っている遺伝的な性質や特徴は、そのまま受け継がれるのではなく、生まれた後の環境のさまざまな影響を受けて、よくも悪くも変化するのだということです。変化するのであれば当然、よい方向への変化を誰しもが望むことでしょう。

同時に、未来ある子どもたちのためにも「予防原則」を今以上に尊重するべきです。

予防原則は、１９９０年頃から主にヨーロッパで広まっていった考え方です。取り返しのつかない結果や重大な危害を引き起こす恐れがある場合、たとえ因果関係が十分に証明されていなかったとしても、何らかの規制を行えるようにしましょうというものです。

例えば、スイスに本部を置く世界保健機関（ＷＨＯ）は、２０２３年に向けて、世界全体でのトランス脂肪酸の根絶を呼びかけています。欧州心臓病学会は、トランス脂肪酸をめぐるアメリカの先駆的な動きを受けて、ＥＵ全体の規制を緊急に前倒しするよう、政策立案者らに要請していくと表明しています。いずれのケースも、「摂取量が少なければ問題ない」ではなく

「ゼロがベスト」であるとする、まさにこの予防原則の考え方が尊重された結果だといえるでしょう。

その一方で、後述する日本の現状が「予防原則」とは正反対であることを知れば、皆さんも強い憤りを覚えるに違いありません。それくらい、今の日本は異常なのです。

私は常々、「子どもが病む社会に未来はない」と訴え続けています。まずはこの章でお伝えしたことをきちんと認識した上で、ここから述べていくそれぞれの事柄について理解を深めていっていただきたいと思います。

第2章

トランス脂肪酸とさまざまな健康問題

細胞と「油」の深い関係を知っておこう

さて、ここからは、第1章で何度か登場した「トランス脂肪酸」の話を、詳しくお伝えしていきたいと思います。名前は見聞きしたことがあるけど、何のことか、何がどう悪いのか、いまいちよく分からないという人も多いことでしょう。

トランス脂肪酸がなぜ危険なのかを理解するには、体内での「油」の役割について、あらかじめ知っておく必要があります。

油が単なるエネルギー源ではないことや、摂取する油の種類が重要だということは、世間でも少しずつ知られるようになってきたかと思います。しかし、油の質が「細胞の質」を大きく左右することについては、まだまだ知られていないようです。

私たちの体は無数の細胞で成り立っています。その数は体重1kgあたり1兆個といわれていて、生まれたての赤ちゃん（約3kg）なら3兆個、小学1年生（約23kg）なら23兆個、成人男性（約66kg）なら66兆個といった感じになります。これらひとつひとつの細胞が正しく働くことで、老若男女それぞれの健康が維持されているわけです。

1個の細胞は、主に脂質でできた膜（生体膜）で覆われています。また、核やミトコンドリアなど、細胞の中にはさまざまな小器官が備わっていますが、それらもやはり脂質の膜で覆われています。この膜は、単に「仕切り」や「壁」としての役目だけではなく、膜の外側と内側を介した栄養素や物質のやりとりなど、実に多彩な役割を担っています。ここで重要になって

図7　細胞膜とリン脂質の模式図

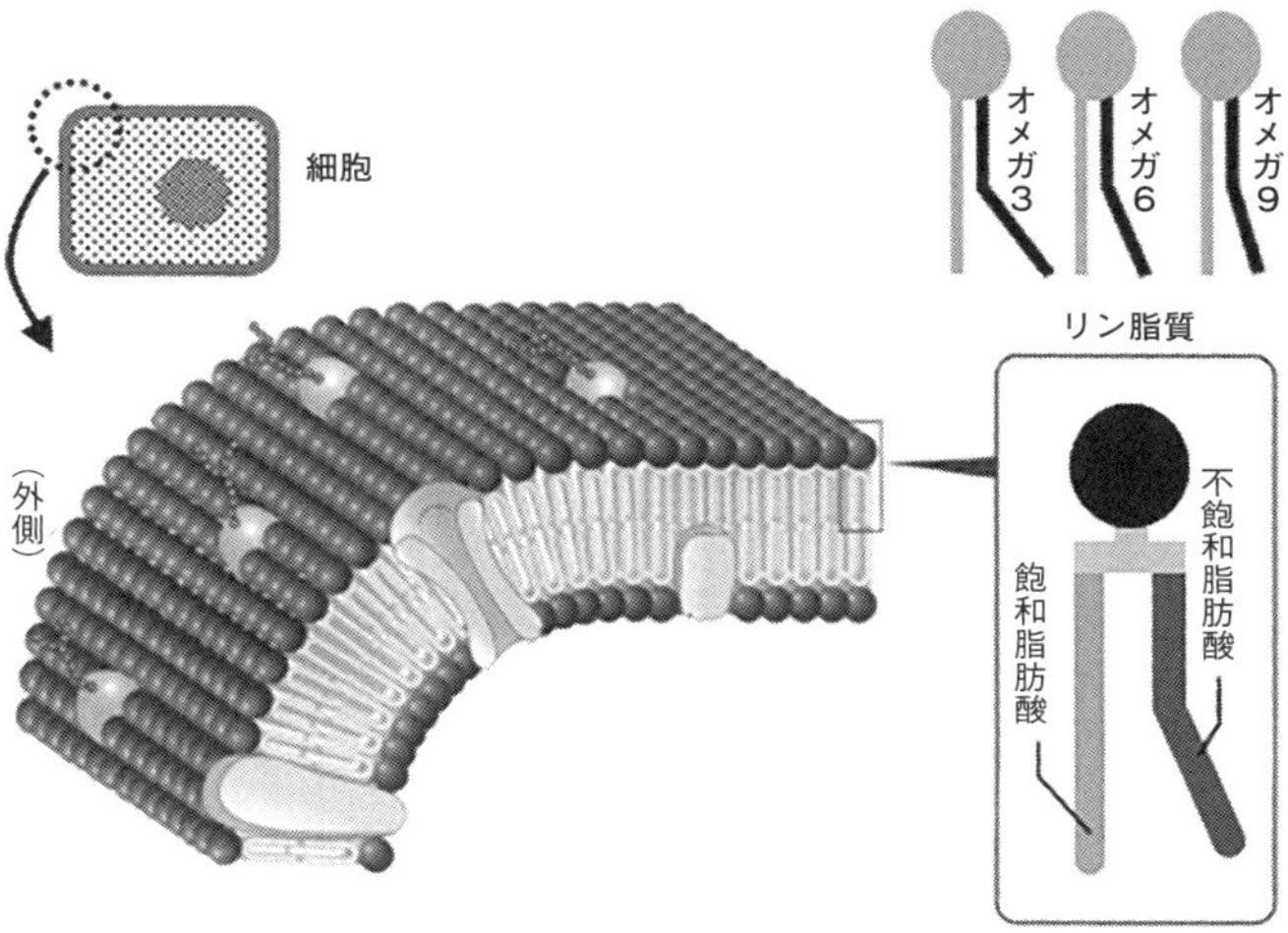

くるのが「油の質」です。

生体膜の主要な構成要素は「リン脂質」というものです。**図7**のように、リン酸を「頭」に、そこから2本の「足」が伸びたような構造になっています。原則、このうちの1本は飽和脂肪酸、もう1本は不飽和脂肪酸がそれぞれつながっていて、飽和脂肪酸は主に膜の強度（膜安定性）、不飽和脂肪酸は主に膜の柔軟性（膜流動性）を維持しています。

飽和脂肪酸は、ほぼまっすぐな棒のような構造をしているのに対し、不飽和脂肪酸の場合は「く」の字型に折れ曲がっています。不飽和脂肪酸には大きく分けて、オメガ3、オメガ6、オメガ9という3つの種類があり、折れ曲がり具合（柔軟性）はこの順番で小さくなっていきます。つまり、どの種類の不飽和脂肪酸が「片足」になるかによって、リン脂質の形や性質も少しずつ違ってきます。

膜のよしあしはオメガ3とオメガ6しだい

リン脂質の「足」となる飽和脂肪酸、そして不飽和脂肪酸のうちオメガ9については、食べ物から直接とらなくても体の中で必要に応じて合成することができます。しかし、オメガ3とオメガ6は体の中で合成できないことから、必ず食べ物から摂取しなければならない必須脂肪酸です。このため、オメガ3やオメガ6が不足するとリン脂質の形状や性質が偏ってしまい、生体膜としての役割が果たせなくなり、結果として細胞が正しく機能しなくなります。

ここでは、オメガ3とオメガ6の摂取バランスも極めて重要です。

オメガ3とオメガ6がバランスよくとれていれば、強度と柔軟性を絶妙にあわせもった生体膜となり、膜を介した栄養素や物質のやりとりがスムーズに行われます。また、オメガ3とオメガ6からは、ホルモンのような物質もつくり出されます。総じて、オメガ3由来の物質はブレーキ系、オメガ6由来の物質はアクセル系の性質で、それぞれがシーソーのようにバランスをとりながら、炎症を起こしたり鎮めたり、血液を固めたり溶かしたり、血管を広げたり狭めたりというような、体内のさまざまな反応をコントロールしています。

ところが、オメガ3の摂取源となる食べ物はかなり限られていて、不足状態になりやすいため、それをきちんと認識した上で積極的に摂取する必要があります。これとは対照的に、オメガ6は放っておいてもとりすぎてしまうのが現代の食生活です。

こうしてオメガ3過少-オメガ6過多になると、細胞の生体膜の内外を通じた物質のやりとりに支障をきたすだけでなく、膜からつくられるホルモンのような物質を通じた、体内のさまざまな反応のコントロールもおろそかになってしまいます。その結果、心と体にさまざまな健康問題が現れることになるわけです。例えば、子どもたちによくみられるアトピー性皮膚炎や喘息などのアレルギー性疾患も、食事におけるオメガ3とオメガ6のアンバランス、ひいては膜のリン脂質中のアンバランスが深く関与しています。

このように、ただ単にオメガ3とオメガ6をとっていればいいということではなく、両者の摂取比率も考慮しなければならないのが、油のとり方の難しいところです。

トランス脂肪酸が悪影響をもたらす仕組み

オメガ3は、背の青い天然の小魚や、亜麻仁油などごく一部の植物油が、それぞれ優れた摂取源となります。その一方で、サラダ油やコーン油、ゴマ油など、市販の植物油の大半に多く含まれているのがオメガ6です。「放っておいてもとりすぎてしまう」のがよく分かるでしょう。

このように、オメガ6は必ず食べ物からとらなければならない栄養素であるにもかかわらず、とりすぎのせいで健康を害してしまうという曲者《くせもの》です。しかし、曲者どころではなく正真正銘

図８　油脂に含まれる主な脂肪酸

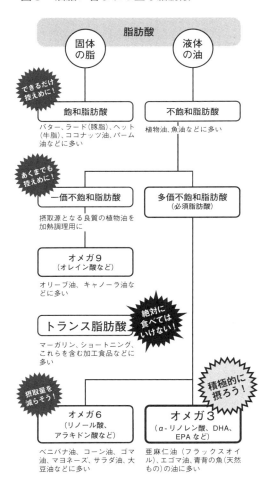

の有害物質であり、オメガ6の過剰摂取以上に深刻な悪影響をもたらすのが、問題のトランス脂肪酸なのです。

トランス脂肪酸は、主に水素添加という方法で、液体状の油（植物油）を固形状（部分水素添加油脂／硬化油）に変える際に発生する物質です。この方法で製造されたマーガリンやショートニングのほか、これらを使った食品などに多く含まれています。

こうした食品が消化・吸収されると、トランス脂肪酸が生体膜のリン脂質の「足」として入り込み、細胞の機能を狂わせます。2本の足のうち、飽和脂肪酸の代わりに入り込んでも十分な強度を保てず、不飽和脂肪酸側でも適度な柔軟性を発揮することができません。また、オメガ3やオメガ6のように、ホルモンのような物質も正しくつくられません。

さらに、リン脂質の「足」となったオメガ3やオメガ6からホルモンのような物質がつくられるのを邪魔したり、物質の受け取り装置（受容体）に作用したりして、トランス脂肪酸が悪影響を及ぼすことも知られています。こういった現象が、体重1kgあたり1兆個の細胞ひとつひとつで起こっているわけです。とはいえ、普段の生活の中で自分の体を細胞レベルでとらえる機会はそうそうないでしょうから、トランス脂肪酸の悪影響がどのような形で現れるか、皆さんにはなかなかイメージしにくいかもしれません。

では、これまでの研究で報告されている数々の健康問題を、具体的にみていくことにしましょう。

人格や感情、行動、記憶力に悪影響

まずは、子どもたちの「脳」や「心」に直結するような近年の研究結果から紹介したいと思います。

アメリカの研究チームは、トランス脂肪酸が人の性格を変えてしまい、怒りっぽくなったり興奮しやすくなったりすることを明らかにしています。約1000名の男女を対象に調査を行ったところ、トランス脂肪酸の摂取量が多い人ほど攻撃性や興奮性が高まっていたのです。

また、トランス脂肪酸の慢性的な摂取で衝動性や多動性を増進させることも、ラットを用いたブラジルの研究で示されています。研究チームは、これが注意欠陥多動性障害（ADHD）のリスク増につながることを示唆しています。

トランス脂肪酸の摂取量が増えるほど、ポジティブな感情が弱まると共にネガティブな感情が強まっていくという、アメリカの研究結果もあります。ちなみにこの研究では、オメガ3とオメガ6のアンバランス（オメガ6のとりすぎ）も、ポジティブな感情を弱めていました。前述したように、両者のバランスがいかに大切かということが改めてうかがい知れます。

この研究チームはさらに、トランス脂肪酸を多く摂取している人では、感情の認識や明快さ、コントロールといった能力にそれぞれ問題を抱えるリスクが高いことも、別の研究で報告しています。

極めつけは「記憶力低下」との関連性です。トランス脂肪酸の1日摂取量が増加するごとに、思い出せる単語の数が少なくなっていたことが、やはりこのチームの研究で分かっているのです。しかも、高齢世代よりも若年世代のほうがこの影響が大きかったとのことで、非常に示唆的です。

「まだ子どもなんだから、感情がうまく操れないのはしかたがない」などと見過ごしていると、トランス脂肪酸が子どもたちの「脳」や「心」をどんどん蝕《むしば》んでいくことにもなりかねません。最近の小中学校では、授業中に教室の中を歩き回ったり、勝手に教室の外へ出て行ったりしてしまうなど、問題行動を起こす子どものせいで授業が成り立たないという、いわゆる「学級崩壊」も増加の一途をたどっているといいます。記憶力にも悪影響を及ぼすとなると、学校生活にもダイレクトに支障をきたすことは必至です。

そもそも、こうした研究が積極的に行われているのは、脳が「最も油の多い臓器」だからです。脳の細胞の膜にトランス脂肪酸が入り込むと、脳内での情報伝達がおかしくなり、思考や感情、行動に問題を生じます。つまり、油のとり方が脳の働きのよしあしを大きく左右するということです。

例えば、「魚の油（オメガ3）が頭をよくする」という話はどこかで見聞きしたことがあることでしょう。それとは正反対に、トランス脂肪酸は「頭を悪くする」のです。

妊娠や出産のトラブルを引き起こす

第1章でも少しお伝えしましたが、トランス脂肪酸は妊娠や出産のトラブルも招きます。要するに、生まれる前から、子どもたちの「命」さえも脅かしてしまうわけです。

ハーバード大学（アメリカ）の大規模研究では、トランス脂肪酸と不妊の関連性を示唆しています。具体的には、食事の総カロリーのうち2％をトランス脂肪酸から摂取した女性は、炭水化物から摂取する場合より、排卵性不妊を発症するリスクが7割以上も高まっていたのです。

ちなみに、トランス脂肪酸による不妊のリスクは男性側にも発生します。同じくハーバード大学の別の研究では、トランス脂肪酸の多い食事をとる男性に精子数の減少がみられたほか、精子中や精液中にトランス脂肪酸が増加していたことが分かっているのです。

不妊のリスクということでは、子宮内膜症との関連性も報告されています。これもハーバード大学の研究結果で、トランス脂肪酸を多くとる女性では子宮内膜症のリスクが高まり、特に、オメガ3を摂取した場合と比べると9割以上のリスク増がみられました。逆に、トランス脂肪酸の代わりにオメガ3をとれば、リスクが4割以上も低下していたのです。

また、たとえ妊娠できたとしても、トランス脂肪酸のせいで流産してしまったり、胎児の発達に悪影響を及ぼしたりすることも分かっています。前者はアメリカの研究で、摂取カロリーあたりのトランス脂肪酸の割合が高くなるほど、胎児消失（流産）の発生率が高まっていました。後者はオランダの研究で、へその緒の血液や血管に含まれるトランス脂肪酸が多いほど、誕生時の赤ちゃんの身長や頭囲が小さかったほか、妊娠初期の母体の血液中にトランス脂肪酸が多いと、誕生時の体重も少なくなっていました。

その一方で、妊娠中期にトランス脂肪酸を多く摂取するほど、逆に巨大児が誕生しやすいことを示したアメリカの研究もあります。「大きく育ったのならいいんじゃないの？」と思われるかもしれませんが、誕生時の体重が通常よりも大きいせいで帝王切開が必要となったり、成長後の赤ちゃんに糖尿病や心臓病のリスクが高まったりすることが知られています。まさに「過ぎたるは猶及ばざるが如し」というわけです。

有害物質の悪影響を特に受けやすい「ウインドウ期」には、お腹の中の赤ちゃんをとりわけ全力で守りたいと、誰しもが思うことでしょう。それにもかかわらず、卵子や精子がつくられ、受精し、細胞分裂を繰り返して胎児へと成長していくプロセスの随所で、トランス脂肪酸がこれでもかといわんばかりにダメージをもたらしているのが、日本の現状なのです。

さまざまな病気のリスクを高める

大腸がん、膵臓がん、胃がん、前立腺がん、乳がん、卵巣がん、悪性リンパ腫（血液がん）、皮膚がん、糖尿病、非アルコール性脂肪性肝炎（ＮＡＳＨ）、潰瘍性大腸炎、加齢黄斑変性（目の病気）、うつ、そして認知症……。これまでにトランス脂肪酸との関連性が示されてきた、主な病気の数々です。こうして列挙してみると、ありとあらゆる臓器や組織がトランス脂肪酸の餌食になってしまうことを改めて認識させられます。

例えば、トランス脂肪酸のことがメディアで紹介されるときには、必ずと言っていいほど「心臓病などのリスクを高めるとされる」という枕詞が使われます。しかし、ここまで見てきた皆さんは、トランス脂肪酸の悪影響が心臓だけにとどまらないことくらい、すぐに気づくことでしょう。前述のように、頭のてっぺんから足の先まで、私たちの体を構成する全身の細胞で問題を起こすわけですから、ターゲットが心臓限定であるはずがありません。メディアにはそろそろ、「心と体にさまざまな害をもたらす」とか、「小さな子どもたちには特に脅威となる」というような表現を使ってもらいたいところです。

昨今では、生活習慣病の若年化や「子どものメタボ」なども決して珍しくなくなってきているわけですが、これらの研究結果は、トランス脂肪酸の悪影響が子どもたちだけでなく私たち大人にも及ぶことを如実に物語るものです。そもそも、ここまでご紹介した研究結果も一部にすぎず、トランス脂肪酸がもたらす健康問題は枚挙にいとまがありません。

特定の病気や症状との関連性のほかにも、炎症を促進したり、血中脂質（コレステロールや中性脂肪）の数値を異常にしたり、余計な活性酸素を発生させたり、体内の異物を取り除くシステム（細胞性免疫）を抑制したりといったように、体の中の状態をことごとく悪化させることが報告されています。百害あって一利なしとは、まさにこのことです。

ここで知っておいていただきたいのは、トランス脂肪酸が体内の「ミネラルバランス」にも悪影響を及ぼしうるという事実です。

ミネラルのマグネシウムの不足とトランス脂肪酸が組み合わさると、動脈にカルシウムが蓄積（石灰化）するリスクが高まることが、培養細胞を用いたアメリカの研究で示唆されているのです。石灰化は動脈硬化にみられる特徴的な現象であり、カルシウムが骨や歯以外のおかしな場所に蓄積すると、心身にさまざまな悪さをしてしまうという代表例です。

この対策としては、トランス脂肪酸を摂取しないことに加えて「ミネラルバランスの優れた食事」が鍵を握るわけですが、詳しくは第5章で紹介することにしましょう。

トランス脂肪酸が食生活に持ち込まれた歴史

ここで、なぜ私たちの食生活にトランス脂肪酸がもたらされるようになったのか、これまでの歴史を少しひも解いてみましょう。

トランス脂肪酸に関する歴史は１００年以上前にさかのぼります。植物油を半固形状にする水素添加という技術がフランスの化学者によって初めて開発されたのは、１８９０年代の後半、まだ19世紀の話です。

20世紀に入り、アメリカがタンパク源として大豆の輸入を開始し、その副産物として大豆油が普及するようになりました。同時期にバターの不足が重なったため、消費者のニーズに応えるべく、この大豆油に水素添加が行われることによってバター代わりのマーガリンが製造されるようになっていきます。

一般家庭に冷蔵庫が普及していったことも、トランス脂肪酸蔓延の一因となりました。というのも、冷蔵庫に入れておくと固まって扱いづらいバターとは異なり、液体と固体の中間のようなマーガリンの特性が、冷蔵庫から取り出してすぐにパンに塗ることができるという〝メリット〟をもたらしたからです。こうして、バターに代わってマーガリンが一気に広まり、パン食の普及と共に、日本の食卓にもおなじみの存在になっていったのです。

その後、1960年代にかけて、水素添加された油脂（硬化油）の生産が着実に増加していきます。欧米諸国ではそれにつれて、バターやラードといった動物性油脂が、マーガリンやショートニングなどの植物油由来の硬化油へと置き換えられていきました。当初は、「安価な代用品」という経済的な理由が主たるものでしたが、この頃から、「マーガリンやショートニングは植物油からつくられていて、バターやラードなどの動物性油脂よりヘルシー」などと主張され始めたのです。

しかし、1970年代頃からトランス脂肪酸の有害性が指摘されるようになり、1990年代に入るといよいよ議論が本格化していきます。そして2000年代には、トランス脂肪酸を締め出す動きが世界各国で活発化していったわけです。

食品産業とトランス脂肪酸は「相思相愛」

前述のように、私たちの健康をことごとく脅かすトランス脂肪酸ですが、食品の製造という面ではさまざまな「強み」を持っています。

まず、トランス脂肪酸は酸化・変性しにくいという性質があります。揚げ油を繰り返し使う飲食店などでは、トランス脂肪酸を含むショートニングなどを用いることによって油の耐久性を高め、コスト削減につながります。さらに、この油で揚げたフライや天ぷら、ドーナツ、フライドポテトなどは、時間がたってもサクサクとした食感が残り、商品としての安定性が高まります。いわば〝いつまでもできたて〟の商品を〝お求めやすい価格〟で提供できることになるわけです。

また、こうした硬化油は揚げ物だけではなく、パンや焼き菓子などにも幅広く利用されています。硬化油を使ったパンやクッキー、ケーキは、やはり食感や風味が変わらないまま、傷んだりカビが生えたりすることもなく長期保存できます。さらには「半固形状」という特性が、揚げ物やパン、焼き菓子以外の多種多様な食品に広く利用される要因にもなっています。食品産業とトランス脂肪酸は、まさに「相思相愛」というわけです。

その結果として、世の中に出回っているありとあらゆるものが、トランス脂肪酸の高リスク食品となってしまっています。百害あって一利なしであれば、できるだけ摂取したくありませんし、特に子どもたちには与えたくないわけですが、残念ながら、それとは逆行するかのように、世の中は「トランス脂肪酸まみれ」の状態です。

栄養疫学の世界的な第一人者である、ハーバード大学のウォルター・ウィレット博士は、「食生活の中にトランス脂肪酸を持ち込んだことは、過去100年間で食品産業界がやらかした最大の悪事である」とコメントしています。該当食品がごく限られたものであれば、それを避ければいいだけなのですが、残念ながらそう単純な話ではありません。世の中に蔓延してしまっているからこそ「最大の悪事」なのです。

市販の加工食品はトランス脂肪酸の温床

まずは、高リスク食品を見極めるためのポイントを知っておく必要があります。

「トランス脂肪酸まみれ」の主犯格となっているのが加工食品の数々です。すでに繰り返し登場しているマーガリンやショートニングはいわずもがな、スーパーやコンビニで売られている包装食品の大半にトランス脂肪酸が含まれています。

包装フィルムの食品ラベルに「マーガリン」や「ショートニング」と書かれていれば、それがトランス脂肪酸の高リスク食品であることは一目瞭然です。食パンや菓子パン、クッキーやケーキ、デザート類、スナック菓子などがこれに該当します。

同じく要注意の表示としては、「加工油脂」「油脂加工品」「植物油脂」などがあげられます。これらも、トランス脂肪酸を含んでいる可能性が非常に高いものです。「加工」という表記はいかにも工業的な雰囲気が漂っているので、「加工油脂」と「油脂加工品」については比較的気がつきやすいのではないでしょうか。

何といっても要注意なのは「植物油脂」（植物性油脂）です。字面からは「植物油」と見間違えてしまいそうになりますが、植物油は植物の種子や果肉を搾った油の総称であるのに対し、植物油脂は、こうした植物油に別の成分を加えて製造した油脂類のことです。要するに、「加工油脂」や「油脂加工品」と同義語であり、マーガリンやショートニングも「植物油脂」に該当するわけです。そもそも、原材料が植物油脂ではなく植物油の場合は、そのまま「植物油」と書かれていたり、「なたね油」「大豆油」「オリーブ油」など、具体的な植物油の種類が明記されていたりするはずです。後述するように、「植物油」なら安心というわけではありませんし、「植物油脂」だからといって必ずトランス脂肪酸が含まれているとも限りませんが、いずれも注意するに越したことはありません。

まずは、皆さんのご家庭にある包装食品のラベルを改めてチェックしてみてください。ここまでご紹介したような表示に当てはまるものを全て取り出すと、冷蔵庫や食品庫が空っぽになってしまうかもしれません。同時に、思いもかけないような加工食品にこれらの表記を発見し、そのたびに衝撃を受けるかもしれません。

私が以前から悩ましく思っているのが、非常食の「乾パン」です。ほとんどの製品で、「小麦粉」「砂糖」に続いて「ショートニング」の記載がみられます。災害に見舞われているようなときこそ質の高い食事が重要なのに、むしろ健康を害するようなものが平然と出回り、そして世間に定着しているのは、憤りやもどかしさを感じずにはいられません。

お気づきのように、パンをはじめとする小麦粉製品は特にトランス脂肪酸の温床となっています。いわば「小麦粉まみれ」が「トランス脂肪酸まみれ」をもたらしているともいえるのですが、その経緯については第5章に譲りたいと思います。

クリーミーな食品には常に疑いの目を

さて、食品産業が硬化油を重用してきた理由のひとつに「半固形状」という特性をあげましたが、これがまた実にやっかいです。

市販のシュークリームやエクレアなどのパッケージに、「ファットスプレッド」と書かれているのを見覚えはないでしょうか。この正体はずばり、「やわらかくしたマーガリン」のことです。カスタードクリームなどの滑らかさをつくり出すのに使われていて、スーパーやコンビニで売られているこれらのデザート類のほぼ100%に、ファットスプレッドの文字を見つけることができます。れっきとしたトランス脂肪酸の高リスク食品です。

突然ですが、ここで皆さんにクイズです。

「ホイップクリーム」「アイスミルク」「ラクトアイス」「クリーミングパウダー」「コーヒーフレッシュ」。この5つの言葉に共通することがありますが、さていったい何でしょうか……？

正解は、全て「乳製品の偽物」であると同時に、「トランス脂肪酸の高リスク食品」でもあるということです。

「ホイップクリーム」は生クリームの偽物で、やはり市販のデザート類に頻繁に利用されています。「ファットスプレッド」と「ホイップクリーム」の組み合わせも、非常によく見かけます。

「アイスミルク」と「ラクトアイス」はアイスクリームの偽物です。お手頃な価格のアイスの「種類別」というラベル表記に、「アイスクリーム」ではなく「アイスミルク」や「ラクトアイス」と書かれているのをよく見かけます。「クリーミングパウダー」は粉末クリームの偽物、「コーヒーフレッシュ」はコーヒークリームの偽物です。そしていずれも、多かれ少なかれ、乳製品（クリーム）の代わりに植物油脂が使われています。要するに、トランス脂肪酸が含まれている可能性が高いということです。

なお、本物の乳製品だったらOKというわけでは全くありません。むしろ、牛乳や乳製品自体も立派な「有害物質」ですので、第5章をよくお読みになってください。

そして、クリーミーなもので見落としがちなのは「マヨネーズ」です。

マヨネーズといえば、主な原材料は「油」と「卵」と「酢」です。一般的に市販されている大手メーカーのマヨネーズの場合、原材料のラベルにいきなり「食用植物油脂」と書かれているものが多く、実際にトランス脂肪酸が含まれることも分かっています。

ところが、原材料の質にこだわったマヨネーズでさえ、トランス脂肪酸と無縁ではないのです。例えば、「食用植物油脂」ではなく「食用なたね油」を使っていて、卵や酢、その他調味料も厳選したような製品であっても、残念ながらトランス脂肪酸が含まれているのです。これは、原料の菜種油を製造する際に発生してしまうようです。ということは、硬化油ではなく普通の植物油を摂取しているだけでも、トランス脂肪酸のリスクは常につきまとうということになります。

油の加熱や電子レンジでトランス脂肪酸が増加！

ここで皆さんには、ご家庭のキッチンでもトランス脂肪酸が発生してしまうという、さらに残念な事実をお伝えしておかなければなりません。

トランス脂肪酸の問題が注目され始めた当初、各家庭での調理中にトランス脂肪酸が発生するかどうかについては賛否両論ありましたが、近年では「発生する」という見解が有力です。特に「油で揚げる」という調理法が高リスクとなります。

揚げ油の温度や利用回数に関する中国の研究では、油で揚げたサンプル（淡水魚）の全てでトランス脂肪酸が検出されたほか、揚げ油の温度差（150℃~210℃）によるトランス脂肪酸の発生量には違いがみられなかったこと、揚げている時間や揚げ油の利用回数が増えるにつれてトランス脂肪酸の発生量も増加していたことが、それぞれ報告されています。

インドで行われた研究では、よく利用されている調理用油（精製大豆油、ピーナッツ油、オリーブ油、菜種油、澄ましバター、硬化油）の全てにおいて、１８０℃～２２０℃で加熱したり揚げたりすると、油脂中のトランス脂肪酸が増加していました。またこの研究でも、調理温度（調理法）に伴う発生量の差はみられなかったといいます。

これらの研究結果からは、利用する油脂が水素添加されているかどうかにかかわらず、また、調理温度や調理法にも関係なく、高温加熱によってトランス脂肪酸がもれなく発生することが分かります。実際、日本の某ドーナッツチェーンでは、トランス脂肪酸の問題が報じられると同時に、高熱によるトランス脂肪酸の増加について厳しく管理されるようになったといいます。これは、高温調理でトランス脂肪酸が発生することを証明しているようなものです。

さらにやっかいなのは、なんと電子レンジでの加熱でもトランス脂肪酸が発生することです。さまざまな植物油（オリーブ油、精製ひまわり油、精製ピーナッツ油）を、オーブンもしくは電子レンジで加熱したイタリアの研究では、どちらもトランス脂肪酸の増加要因になっていたこと、電子レンジでの加熱では特に顕著であったことを、それぞれ報告しています。揚げ物や炒め物など、油を使った料理を電子レンジで温め直したり、油で揚げずに電子レンジで揚げ物風のものをつくったりするのは、私たちの食生活で頻繁にみられる光景だと思いますが、これらがトランス脂肪酸の発生源になっていることなど、ほとんどの人は思いもよらないでしょう。

こういう話をすると、「そんなことを言っていたら何も食べられなくなる……」という極端な発想をしてしまう人が少なからずいますが、決してそんなことはありません。要は、高リスクの食品や調理法を避ければいいだけのことです。

とはいえ、現代の食環境では、安心して食べられるものが非常に限られているのは確かです。だからこそ、私たち一人ひとりがそれを見極める力を磨かなければなりません。特に子どもたちは、大人が提供する食べ物に完全に依存しているわけですから、何よりも子どもたちを守るために、私たち大人が自主的にアクションを起こす必要があります。

アリたちは人間よりもはるかに賢い！

図9は、マーガリン、低脂肪マーガリン、バターの3種類をお皿の上に別々にのせ、そのまま屋外の地面に置いておいたものです。ぱっと見た感じでは、どれも同じような薄黄色のかたまりなのですが、バターにはたくさんのアリが群がっているのに、マーガリンや低脂肪マーガリンには全くいません。その差はまさに一目瞭然です。

要するにアリは、「自然なもの」（食べていいもの）と「不自然なもの」（食べてはいけないもの）を、ちゃんと分かっているのです。バターは決して健康的というわけではありませんが、少なくとも、マーガリンに比べればまだましだということです。

一方で、同じような実験を人間社会でやってみたら、いったいどうなるでしょうか？

図９　アリは人間よりも賢い？

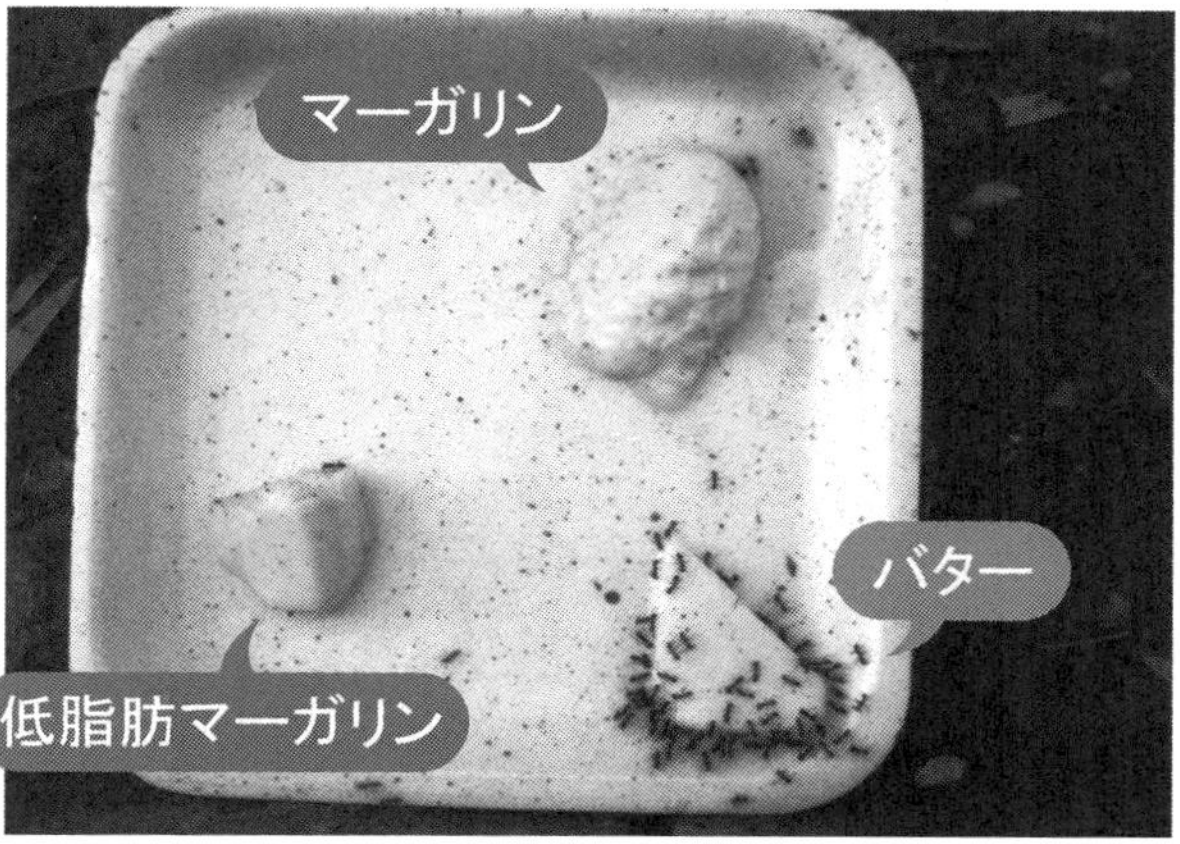

（出典：http://holisticfaith.com/）

例えば、街で人気のパン屋が店の前で、マーガリンを塗ったパン、バターを塗ったパン、低脂肪マーガリンを塗ったパンの3種類を、何も表示せずに別々の大皿に積み上げて置いておき、通りがかる人に「お好きなだけ、ご自由にどうぞ！」と声をかけたとします。その様子を上から見たら、果たしてこの写真と同じような光景になるでしょうか？　きっと、どのお皿にもわれ先にと殺到し、黒山の人だかりになるはずです。

なぜなら、ほとんどの人がマーガリンとバターの違いに気づかないし、そもそも、マーガリンが体によくないことを知らないからです。むしろ、「バターよりマーガリンのほうが好き」という人さえいるかもしれません。そして、アリたちが持っているような、「自然なもの」と「不自然なもの」を見分ける力も身につけてはいません。どれも同じパンだと思うから、どのお皿にも同じように人が群がり、好きなだけ持ち去っていく……。そんな、何ともあわれな光景が目に浮かびます。

また、皆さんが行きつけのパン屋で「このパンにはどんな油を使っていますか？」「バターですか？　それともマーガリンですか？」と尋ねたところで、店員が知らない／答えられない可能性も大いに考えられます。そこからは、包装されずに売られている食品は、何が使われているかさえ分からないという現状が浮かび上がってくるのです。

アリは人間よりも賢い？――その答えは「イエス」だと思いませんか？

そもそも、トランス脂肪酸はそれほど危険な物質なのに、なぜ食品中に含まれていても許されるのでしょうか。少なくとも、含まれているのか含まれていないのか、含まれているならどのくらいの量なのかといった情報を知りたい、もしくは知らせるべきではないかと思うのが、消費者心理というものです。

次の章では、トランス脂肪酸の規制をめぐる日本のおかしな実態についてお伝えしていきます。

第 3 章

世界と日本のトランス脂肪酸事情

トランス脂肪酸が問題視されるようになった経緯

トランス脂肪酸が心臓病（冠動脈心疾患）を大幅に増加させるのではないかという論文が海外の学術誌に掲載されたのは１９５０年代、今から70年ほど前です。しかし、当時はトランス脂肪酸という言葉自体、栄養学の分野で浸透していなかったのも災いし、あまり関心が向けられることはありませんでした。

１９８０年代、それよりも先に注目されたのが、動物性脂肪（飽和脂肪酸）の過剰摂取による健康被害です。アメリカの活動家らが主要紙の一面広告を使って、某ファストフードチェーンのフライドポテトが牛脂（ヘット）で揚げられていて不健康であると攻撃すると共に、ファストフード業界に対し、動物由来ではなく植物由来の揚げ油に切り替えるよう主張したのです。これを受けて、大半のファストフード店が硬化油にすぐさま切り替えた結果、トランス脂肪酸が一気に蔓延していったのです。

しかし１９９０年代に入ると、第2章でもご紹介したハーバード大学のウィレット博士がトランス脂肪酸と心臓病の関連性を指摘するなど、議論がいよいよ本格化していきます。ウィレット博士らの研究チームは、トランス脂肪酸がアメリカにおいて心臓病による年間2万人の死亡要因になっていると試算し、これを受けて、さまざまな国でトランス脂肪酸の食品表示義務が導入されるようになりました。また、食品メーカーの対応を改善させるべく、市民活動家らが「トランス脂肪酸をなくそう」というキャンペーンを開始します。

2003年には世界保健機関（WHO）と国連食糧農業機関（FAO）が、心臓病のリスクを高める物質のひとつとしてトランス脂肪酸をリストアップし、1日の摂取量を総カロリーの1％（約2g）未満にすることを目標に設定しました。その後、この「1％未満」という数字が、世界各国のトランス脂肪酸対策のさまざまな場面で、基準や指標として用いられるようになっていったのです。

世界は「1％未満」から「完全排除」へ

しかしWHOは、「1％未満」でも不十分であり、見直す必要があるかもしれないことを、2007年の時点ですでに示唆していました。そして2018年、「5年以内（2023年まで）の世界全体での完全排除」を主張するにいたったのです。トランス脂肪酸の摂取量はゼロがベストであること、とりすぎに注意すべき「栄養素」ではなく、できる限り回避すべき「有害物質」であることを、こんなところからも思い知らされます。

なお、WHOは、トランス脂肪酸の完全排除に向けての戦略として、REPLACE（置換）の頭文字に当てはめた次のような6つのステップの活動方針を、ホームページで公表しています。

▼ **REview** dietary sources of industrially-produced trans fats and the landscape for required policy change.

（工業由来のトランス脂肪酸の摂取源や、必要となる政策改善の展望を**再検証**する）

▶ **Promote** the replacement of industrially-produced trans fats with healthier fats and oils.

（工業由来のトランス脂肪酸から、より健康的な油脂への置換を**奨励**する）

▶ **Legislate** or enact regulatory actions to eliminate industrially-produced trans fats.

（工業由来のトランス脂肪酸の排除を目的とした規制措置を**制定**する）

▶ **Assess** and monitor trans fats content in the food supply and changes in trans fat consumption in the population.

（食品供給におけるトランス脂肪酸の含有量や集団におけるトランス脂肪酸消費量の変化を**評価**・監視する）

▶ **Create** awareness of the negative health impact of trans fats among policy makers, producers, suppliers, and the public.

（政策立案者や生産者、供給者、一般市民において、トランス脂肪酸の健康影響に関する認識を**促進**する）

▶ **Enforce** compliance of policies and regulations.

（政策や規制の順守を**強制**する）

これらの段階的な戦略により、循環器疾患のせいで亡くなる人の数を、世界全体で年間50万件も防ぐことができるとしています。特に、「なぜ我々の子どもたちが、食品を通じてこのような安全ではない成分を摂取しなければならないのだろうか？」というＷＨＯ事務局長のコメントは、問題の本質を端的に表しているように思います。

このように、世界の潮流はすでに「１％未満」から「完全排除」へと大きくシフトしているのです。

天然のトランス脂肪酸もとる必要なし！

ところで、ＷＨＯのＲＥＰＬＡＣＥ計画の中に、「工業由来の」(industrially-produced）という言葉がいくつかみられることにお気づきでしょうか。これが、植物油に水素添加を行うことなどで生じた（工業的に生産された）人工のトランス脂肪酸を指すのは、皆さんもお分かりかと思います。ここで、人工的であることをわざわざ記しているのには理由があります。それは、トランス脂肪酸には「天然由来」のものもあるからです。

天然のトランス脂肪酸は、牛やヤギなどの反芻動物の体内で、腸内細菌などの微生物によって自然に生成されることが知られており、現に牛肉や乳製品などに含まれています。こうした天然のトランス脂肪酸は人工のトランス脂肪酸とは異なり、体脂肪を減らしたり、免疫力を高めたりする効果を持つ成分として一部で注目され、サプリメントも出回っています。諸外国でも、天然のトランス脂肪酸については規制の対象外としています。つまり、「加熱調理や人為的な水素添加によって発生した人工のトランス脂肪酸を、食生活から一掃しよう」というのが、各国の規制の趣旨だということです。

もちろん、だからといって牛肉や乳製品を推奨するわけではありません。これらの過剰摂取に伴う多くの健康問題については、これまでの私の著書や講演会などを通じて何度もお伝えしてきたとおりですので、ここでは省略します。

また、植物油の高温調理や電子レンジでの加熱でトランス脂肪酸が発生することを第2章でご紹介しましたが、加熱調理によって天然のトランス脂肪酸が「人工化」することや、牛乳を電子レンジで加熱すると天然のトランス脂肪酸が減少し、人工のトランス脂肪酸が増加することも、それぞれ報告されているのです。

さらには、天然か人工かに関係なく、いずれのトランス脂肪酸もＨＤＬやＬＤＬ（コレステロールの運搬物質）の血中濃度に同じように悪影響を及ぼすことを、過去の複数の研究を再検証したオランダの研究チームが示しています。

結局のところは、天然であろうが人工であろうが、トランス脂肪酸の摂取はできる限りゼロに近づけるのが賢明だということです。

アメリカの規制スタートと具体的な成果

さて、国レベルでのトランス脂肪酸の規制といえば、やはりアメリカの取り組みをあげないわけにはいかないでしょう。

その柱となった3つの大きな出来事が、ニューヨーク市での飲食店における規制開始（2006年）と、カリフォルニア州での州レベル初の使用禁止（2008年）、そして米国全体での事実上禁止の発表（2013年）です。都市レベル→州レベル→全国レベル……という、トランス脂肪酸の規制に関する順調かつ着実な規模拡大への流れは、もはや痛快にさえ感じます。

アメリカ食品医薬品局（FDA）が発表した全国規模での規制は、2018年からすでにスタートしています。具体的には、事前申請なしに部分水素添加油脂（硬化油）を利用して食品製造を行うことが、2018年6月から禁止されました。事前申請があった場合などについては、その条件に応じて1年から2年半の猶予期間が設けられています。それでも、WHOが掲げる「2023年までの完全排除」には十分に間に合いそうです。

アメリカのこうした動きは、実際に具体的な成果として現れています。

例えばニューヨーク市では、市内のファストフード店で提供されている飲食物のトランス脂肪酸の含有量について、規制開始直後の2007年と規制開始から2年経過した2009年時点で比較を行ったところ、1商品あたりの含有量が2・9gから0・5gへと、平均2・4g減少していました（**図10**）。先ほどの「1%」が約2gに相当するとお伝えしましたが、仮に

図10　ニューヨーク市の飲食店における１食あたりのトランス脂肪酸含有量の変化

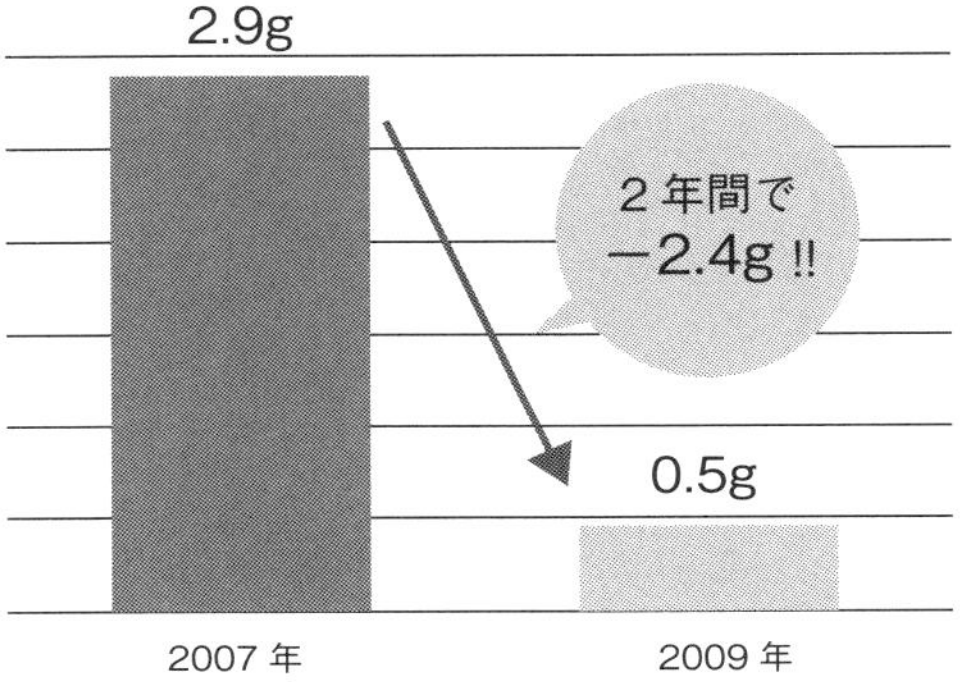

（出典：“Change in trans fatty acid content of fast-food purchases associated with New York City's restaurant regulation: a pre-post study.”）

ニューヨーク市内のファストフード店を利用したとしても、そこで提供されるものの多くが、今では「1％未満」になっているというわけです。

また、アメリカ人のトランス脂肪酸の血中濃度が少なくなっていることも示されています。2000年の時点と2009年の時点で測定した結果、血中濃度が6割近くも低下していたのです。研究チームはその要因として、食品ラベルの表示にトランス脂肪酸の含有量を記載するよう、FDAが2006年から義務化を開始したことをあげています。また、これと時期を同じくして、食品メーカーが自社製品からのトランス脂肪酸の排除に着手し始めたほか、トランス脂肪酸の健康リスクに関する教育情報が充実していったことにも言及していて、これらが相乗的に働いた結果ではないかと推測しています。

国レベルでのトランス脂肪酸対策が、着実に成果をあげている証拠でしょう。

各国のトランス脂肪酸規制と「今なお1％超」の現実

アメリカ以外の国々でも、トランス脂肪酸に対する取り組みは積極的に行われています。何かとアメリカの陰に隠れがちなのですが、実は、トランス脂肪酸対策のパイオニアはカナダやデンマークであることをご存じでしょうか。

カナダでは、２００３年にトランス脂肪酸の含有量の表示義務化を決定し、２００５年12月に義務化を開始しました。２０１８年9月からは、トランス脂肪酸を含んだ食品の製造や輸入販売が禁止されています。「在庫一掃」までに2年の猶予期間が設けられているとはいえ、おそらく世界で最も厳しい規制ではないでしょうか。

この規制と同時に、カナダ健康省の「食品における汚染物質その他不純物質リスト」に部分水素添加油脂が新たに加えられました。アメリカのＦＤＡは部分水素添加油脂を「一般的に安全とは認められない」食品添加物として判断したのですが、どちらも、「トランス脂肪酸は摂取すべきではない有害物質である」と国が明言しているようなものです。

またデンマークでは、食品中のトランス脂肪酸の含有量を脂質全体の2％までとする、罰則規定を伴う行政命令を２００３年に制定し、２００４年から施行されています。これはアメリカやカナダよりも早い対応です。

図 11　トランス脂肪酸対策を行っている主な国や地域

食品中のトランス脂肪酸含有量などの規制措置を実施（国・地域によっては表示義務を含む）
デンマーク・ニューヨーク市・カリフォルニア州・スイス・オーストリア・カナダ・シンガポール・アメリカ・台湾・タイ・アルゼンチン・ベルギー・ギリシャ・アイスランド・イスラエル
食品中のトランス脂肪酸含有量の表示を義務付け
韓国・中国・香港・ブラジル
食品中のトランス脂肪酸含有量の自主的な低減を推進
EU・イギリス・フランス・オーストラリア・ニュージーランド

（農林水産省ホームページなどを参考に作成　※ 2018 年 12 月現在）

他の国々も負けてはいません。**図11**は、トランス脂肪酸に関する取り組みを行っている主な国や地域を示したものです。欧米諸国だけでなく南米やアジアの国々でも対策が推進されている様子が伝わってきます。

ところが、それにもかかわらず、世界の大半が依然として「1％未満」を達成できていないのです。

ハーバード大学（アメリカ）の研究チームは１９９０年から２０１０年にかけて、約２００ヶ国の１６０万名超を対象に油脂類に関する食事調査を行い、そこからオメガ３やオメガ6、飽和脂肪酸、トランス脂肪酸などの摂取量を試算しました。

その結果、オメガ3とオメガ6の摂取量は、ここ四半世紀において世界の全地域で増加傾向にあり、植物由来のオメガ3（α-リノレン酸）は増加度合いが特に顕著であった一方で、飽和脂肪酸はほぼ横ばい、トランス脂肪酸については横ばい～増加傾向であったことが分かっています。

とりすぎに注意すべきオメガ6の増加傾向も残念ではあり

図 12　世界のさまざまな地域におけるトランス脂肪酸の摂取量の比較

（単位は 1 日当たりのエネルギー％。グラフ中の●は 1990 年、○は 2010 年。※の地域は先進国のみが対象）

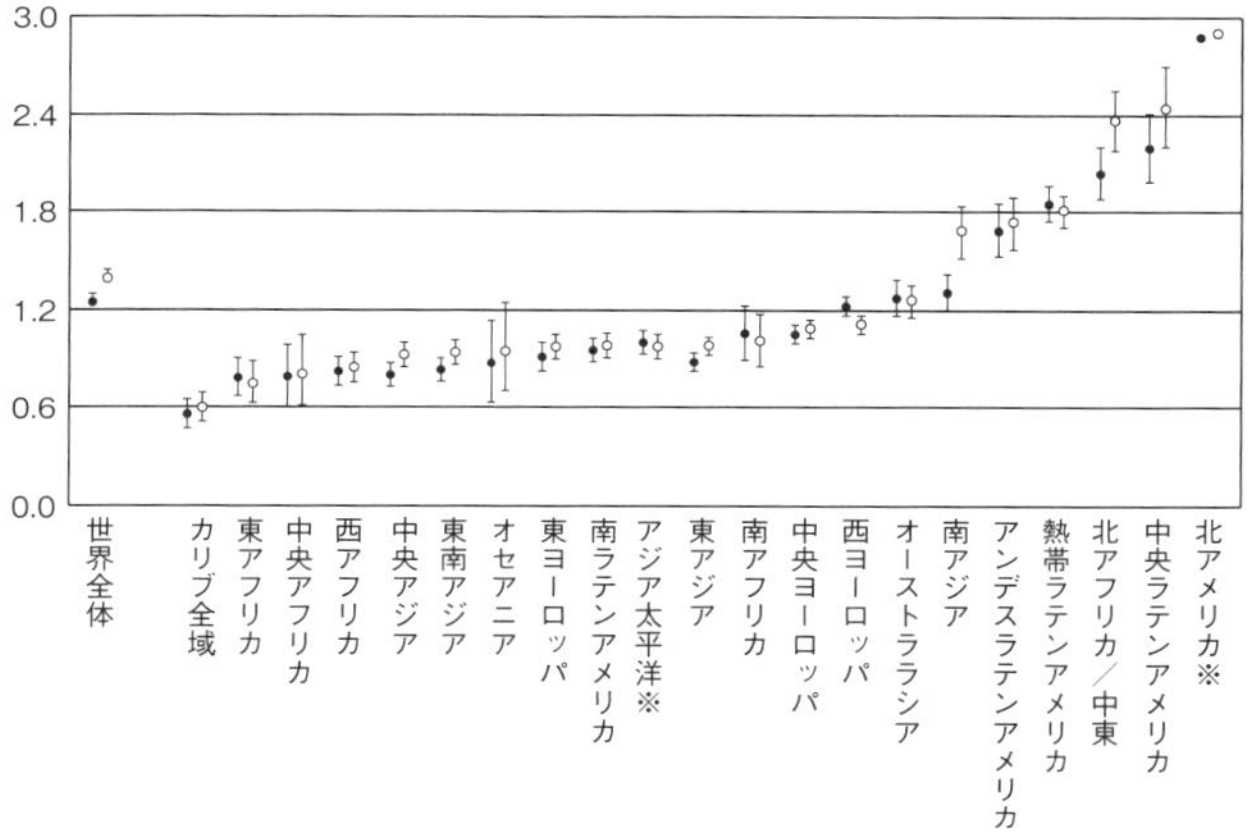

（出典：“Global, regional, and national consumption levels of dietary fats and oils in 1990 and 2010: a systematic analysis including 266 country-specific nutrition surveys.”）

ますが、それよりもショックなのがトランス脂肪酸でしょう。**図12**は、世界のさまざまな地域におけるトランス脂肪酸の摂取量を、１９９０年時点と２０１０年時点で比較したものです。地域によってかなりの差がみられるものの、グラフの左端の「世界全体」をみれば、20年間で摂取量が増加していること、「1％未満」を大きく上回っていることは、それぞれ明白です。

貧富の格差が「1％超」を助長している

そして、何といっても驚くべきは「北アメリカ」の摂取量です。グラフの右端（最多摂取地域）に陣取り、世界の他の地域と比べても突出しているのが分かります。アメリカやカナダの先駆的な取り組みを考えると、かなり意外な結果にも思えます。また、先ほどご紹介したアメリカでの具体的な成果とも矛盾しているようにさえ感じます。

ここで、そのヒントとなるような要因を紹介しておきましょう。

ハーバード大学の別の研究チームは、1999年から2010年にかけて、アメリカ人の食事の質がどのように変化したかについて調査を行いました。すると、トランス脂肪酸の摂取量の減少によって食事の質が部分的に改善してはいるものの、富裕層と貧困層では改善度合いの格差が広がっているという問題が浮き彫りになっています。

つまりは、貧困層の食事の質が改善しないために、富裕層のせっかくの改善分が相殺されてさらにマイナスになってしまい、結果として北米全体でのトランス脂肪酸の摂取量が今なお高いままになっているのではないか……という因果関係が推測されるわけです。

実は、先ほどご紹介した、トランス脂肪酸の血中濃度が改善したというアメリカの研究は、白人のみを対象としたものでした。これが仮に、貧困層の多い有色人種も含めた研究だった場合、果たして同様の結果が得られたかどうかは大いに疑問です。

これは決して対岸の火事などではありません。2013年の日本国内の調査では、子どもの相対的貧困率が16%を超えており、日本の子どもの6人に1人が標準的な生活水準の半分未満の状態で暮らしていることが分かっています。こうした子どもたちの家庭では食費が圧迫され、トランス脂肪酸などを含む安価で不健康な食品に依存した食生活を送っているであろうことは、想像に難くありません。実に由々しき問題です。

ゼロ表示の食品でも実際にはゼロではない！

もうひとつの潜在的な問題が「ゼロ表示」に伴う弊害です。

ニューヨーク市の保健精神衛生局の研究チームは２０１２年、アメリカ国内で売り上げの多い加工食品４３００品目を調査したところ、全体の９％にあたる３９０品目に部分水素添加油脂が含まれていることを発見しました。ところが、この３９０品目のうち８割以上（３３０品目）において、パッケージに「トランス脂肪酸０ｇ」と記載されていたのです。なお、これらの食品に含まれるトランス脂肪酸の量は、ごく微量のものから１食分あたり０・５ｇに迫るものまで、さまざまであったといいます。

アメリカでは、アメリカ食品医薬品局（ＦＤＡ）が定めた規制により、１食分（１サービング）に含まれるトランス脂肪酸が０・５ｇ未満の加工食品については、食品ラベルのトランス脂肪酸の欄に「０ｇ」と表示できます。これは要するに、１食あたり０・５ｇに限りなく近い量のトランス脂肪酸が含まれる加工食品であったとしても、実際には堂々とゼロ表示されていることを意味するものです。

表示のルールなど全く知らないであろう、アメリカの一般消費者の大半は、「トランス脂肪酸０ｇ」と書かれていれば、それをそのまま信用することでしょう。まさか自分や家族がその食品からトランス脂肪酸を摂取しているかもしれないとは、思いもよらないはずです。

また、たとえゼロ表示の真相を知っている人であっても、いざ商品を手にとり、パッケージの栄養成分表に「トランス脂肪酸0g」と記載されているのを見れば、「この製品にはトランス脂肪酸が入っていない（から安心だ）」と無意識に判断してしまうのではないでしょうか。そんな高リスクのゼロ表示食品をよかれと思って選んでいると、むしろトランス脂肪酸の摂取量を増やしてしまいかねません。

ゼロ表示の輸入食品は日本でもよく見かけますし、日本の製品にも強調表示されているものがあります。まさに「ちりも積もれば山となる」であり、本当に油断大敵です。

最も有効な対策は「トランス脂肪酸の禁止」

こうしてみると、一般の人々に向けた栄養教育の必要性を改めて痛感します。WHOの「REPLACE」計画が、世界各国にどれだけ浸透するか注目したいところです。

ここで思い出すのがニューヨーク市のポスター（**図13**）です。前述した保健精神衛生局は、「Clear Your Kitchen of Trans Fat」（キッチンからトランス脂肪酸を追い出そう）というポスターやリーフレットを作成し、トランス脂肪酸の有害性とその対策法について、市民レベルでの啓蒙を精力的に行っています。非常に素晴らしい活動だと思いますが、ご紹介した種々の潜在的な問題をふまえると、結局のところここまでやっても、一般の人々がトランス脂肪酸と無縁の生活を送るのは、もはや不可能な状況だと言わざるを得ません。やはり最終的には、WH

０が目指すように「完全排除」しかないように思います。
　実際、海外で行われた２つの研究でも、最も有効なトランス脂肪酸対策は「企業の自主規制」でも「ラベル表示義務」でもなく「全面禁止」であると、同じ結論に至っています。
　一方は、２０１５年に報告されたイギリスの研究結果です。そこでは、イギリス国内でのトランス脂肪酸の消費量を削減すべく、▽加工食品中のトランス脂肪酸の全面禁止、▽食品ラベル表示の改善、▽食品産業での自主規制……という、３つの政策手法について評価を行いました。その結果、心臓病（冠動脈心疾患）での死者数や死亡格差を比較した場合、「全面禁止策」は「表示改善策」や「自主規制策」に比べて、それぞれ２倍以上の削減効果があると試算されたのです。

図 13　ニューヨーク市のトランス脂肪酸警告ポスター

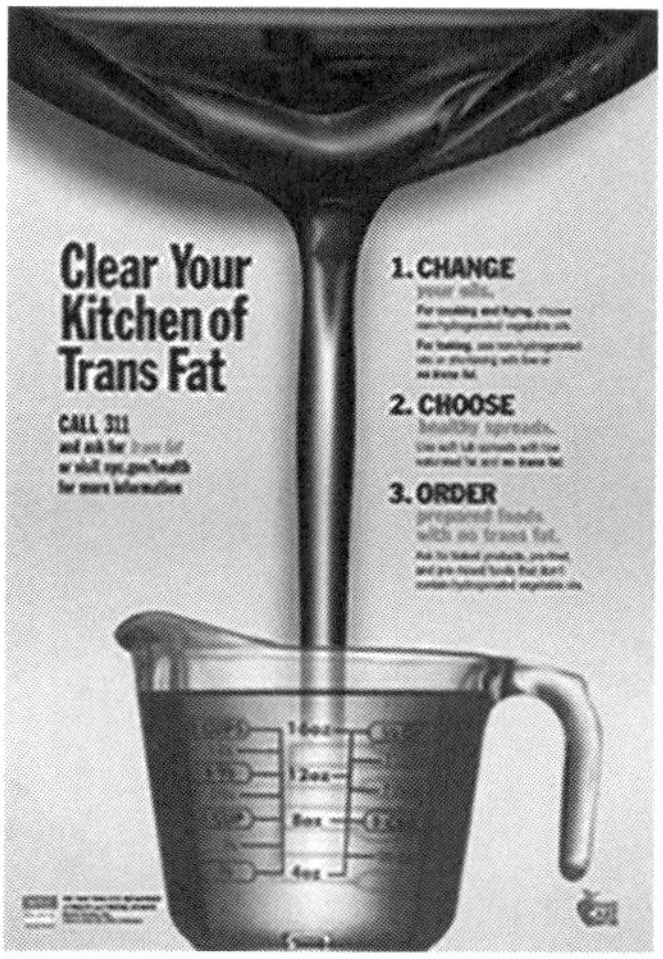
Clear Your Kitchen of Trans Fat
CALL 311
1. CHANGE
your oils.
2. CHOOSE
healthy spreads.
3. ORDER
prepared foods with no trans fat.

（出典：ニューヨーク市保健精神衛生局）

　ちなみにここでの死亡格差とは、富裕層と貧困層の格差を意味します。イギリスの最貧困層では最富裕層に比べて、心臓病での早死のケースがかなり多いことが知られていましたが、今回の研究ではこれと比例するように、イギリス成人のトランス脂肪酸の平均摂取量が摂取カロリーの０・７％（１％未満）であったのに対し、最貧困層では1・3％（1％超）と多かったことも分かっています。先ほどのアメリカの現状と全く同じです。

もう一方は、アメリカとオランダ、オーストラリアによる2018年の共同研究です。同じく、▽企業による任意の自主規制、▽食品ラベルの表示義務、▽国家レベルでの禁止……という3種類の政策を比較したところ、いずれもトランス脂肪酸の摂取減少につながっていたものの、やはり国家レベルでの禁止が最も効果的であったと試算されています。同時に、トランス脂肪酸の削減が循環器疾患での死亡を減らすこと、社会経済的弱者で特に顕著であることについても、それぞれ主張しているのです。

とはいえ、世界各国ではトランス脂肪酸の含有量が表示されているという点だけも、大いに評価すべきです。なぜなら、皆さんもすでにお気づきのとおり、日本ではこのような表示すらいっさい義務化されていないからです。

世界から完全に取り残された〝後進国〟の日本

ここで、海外と日本の食品ラベル表示を比較してみましょう（図14）。

写真は、誰もが知っているであろう、箱入りのチョコレート菓子です。パッケージの原材料名には、「植物油脂、小麦粉、砂糖、乳糖、カカオマス……」と続いていて、先頭の「植物油脂」がトランス脂肪酸の摂取源として最も疑わしい原材料です。とはいうものの、実際にトラ

図 14　チョコレート菓子のラベル表示比較

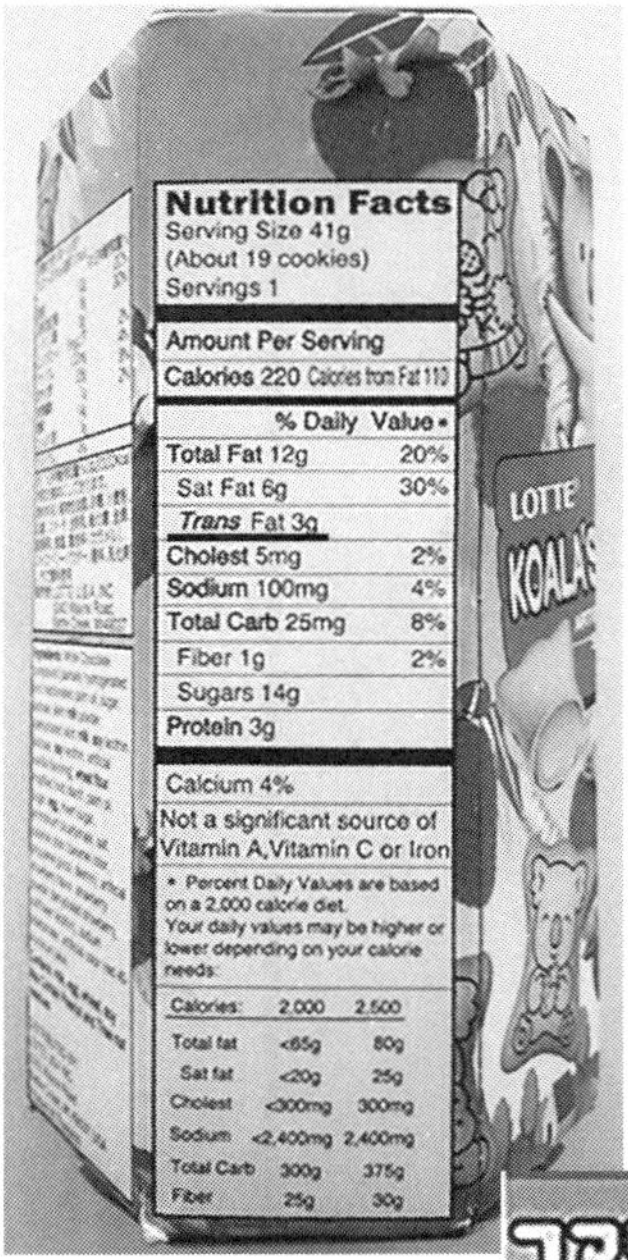
Nutrition Facts
Serving Size 41g
(About 19 cookies)
Servings 1
Amount Per Serving
Calories 220 Calories from Fat 110
% Daily Value*
Total Fat 12g 20%
Sat Fat 6g 30%
Trans Fat 3g
Cholest 5mg 2%
Sodium 100mg 4%
Total Carb 25mg 8%
Fiber 1g 2%
Sugars 14g
Protein 3g
Calcium 4%
Not a significant source of Vitamin A,Vitamin C or Iron
* Percent Daily Values are based on a 2,000 calorie diet. Your daily values may be higher or lower depending on your calorie needs:
Calories: 2,000 2,500
Total fat <65g 80g
Sat fat <20g 25g
Cholest <300mg 300mg
Sodium <2,400mg 2,400mg
Total Carb 300g 375g
Fiber 25g 30g
LOTTE
KOALA'S

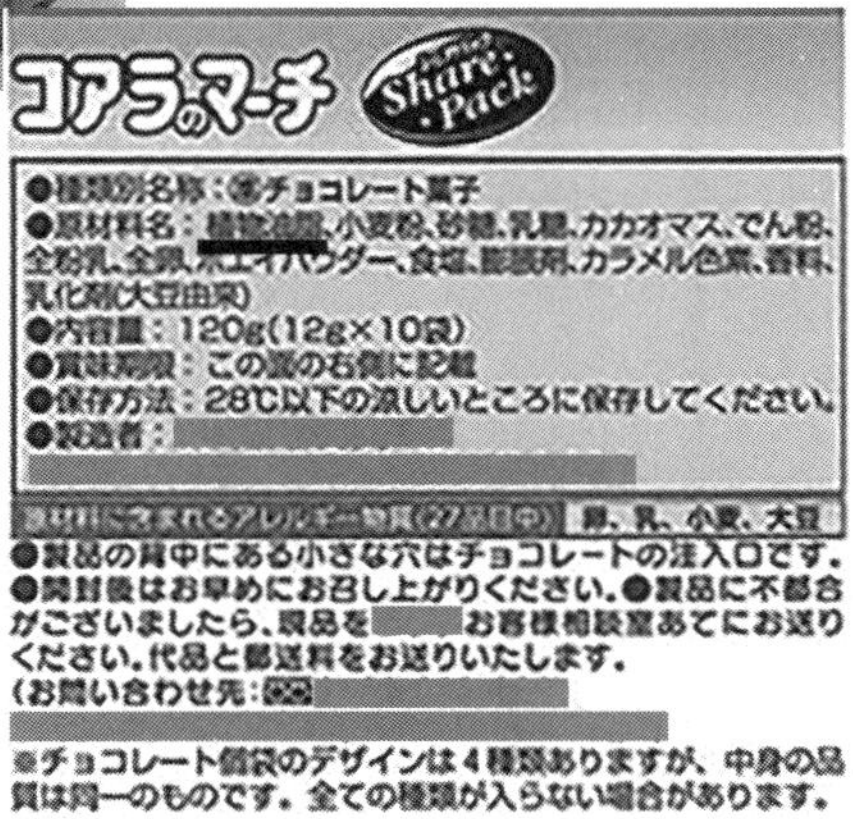

ンス脂肪酸が含まれるかどうかや、含まれる場合はそれがどのくらいの量なのかについては、パッケージを見る限りでは知る由もありません。

その一方で、海外で売られている同じ製品ではかなり様相が異なります。パッケージの側面には「Nutrition Facts」（栄養成分表示）の一覧表が大きく掲載されていて、そこからはさまざまな栄養情報を読み取ることができます。その一環として、トランス脂肪酸（Trans Fat）の含有量も明記されているのが分かります。つまり、このチョコレート菓子にはトランス脂肪酸が間違いなく含まれているわけです。

このように、海外ではトランス脂肪酸についてはっきり書かれているのに対し、日本ではトランス脂肪酸が含まれているかどうかはおろか、部分水素添加油脂が使われているかどうかさえ不確かです。しかも、その不確かな情報ですら、あらかじめ知識を持っていないと判断材料にはなりません。これだけでも、あまりに違いすぎて言葉を失います。

そもそも、このチョコレート菓子のメーカーはトランス脂肪酸の含有量の情報を知っているのに、日本の消費者にはあえて知らせていないわけであり、誠意が感じられません。

百歩譲って、こうした取り組みが行われているのが欧米諸国中心で、アジアは総じて出遅れているということなら、こんな事態もまだ分かります。しかし現実は異なるのです。

図15は、東アジア5ヶ国のトランス脂肪酸の表示状況をまとめたものですが、なぜか日本だけがほぼ何も行っていません。同じように食の欧米化が進み、文化や風習なども似通った〝ご

図 15　東アジア各国におけるトランス脂肪酸表示の比較

中国	2012 年 1 月から、包装食品における主要な栄養成分の表示を義務化。水素添加油脂もしくは部分水素添加油脂を用いた食品を利用している場合、トランス脂肪酸の含有量を表示しなければならない。食品 100g 中もしくは 100ml 中 0.3g 以下の場合は、「含有量 0g」または「トランス脂肪酸を含んでいない」と表示可能
韓国	2007 年 12 月から、加工食品中のトランス脂肪酸の含有量表示を義務化。1 食分（100g、100ml、1 袋など）あたり 0.5g 未満の場合には、「0.5g 未満」、0.2g 未満の場合には「0g」と表示可能。また、食品 100g あたり 0.5g 未満の場合は「低トランス脂肪酸」の強調表示が可能
台湾	2008 年から、栄養表示の一部として、市販されている包装食品のトランス脂肪酸含有量の表示を義務化。固形食品もしくは半固形食品の場合は 100g あたり 0.3g 以下、液状食品の場合は 100ml あたり 0.3g であれば「0g」と表示可能
香港	2010 年 7 月から、栄養表示の一部として包装食品中のトランス脂肪酸含有量の表示を義務化。固形食品の場合は 100g あたり 0.3g 以下であれば「0」で表示可能
日本	何の対策も行われていない

（農林水産省の資料を参考に作成　※ 2018 年 12 月現在）

近所さん同士〃の国々が、欧米諸国にも全く見劣りしないほどそれぞれに取り組んでいるのに、曲がりなりにも世界有数の先進国であるはずの日本がその後塵を拝しているのは、驚きを通り越して、もはや不思議としか言いようがありません。

台湾では食品ラベルの表示義務に加えて、2018年7月から、部分水素添加油脂の食品利用の禁止をスタートしています。これはアメリカやカナダと同レベルの規制です。中国では国の基準によって、乳幼児用食品に水素添加油脂を使ってはならないと定められています。表には掲載しませんでしたが、東南アジアのタイでは2019年1月から、トランス脂肪酸の製造や輸入、販売を禁止しています。

こうした状況を、日本の政府はいったいどう思っているのでしょうか？

食品安全委員会はトランス脂肪酸について、「日本人の大多数がエネルギー比1％未満であり、また、健康への影響を評価できるレベルを下回っていることから、通常の食生活では健康への影響は小さいと考えられる」と結論づけています。世界が「1％未満」から「完全排除」へとすでにシフトしつつあるというのに、何とまた時代錯誤なことを言い続けているのでしょうか。

農林水産省は、「健やかな食生活を送るためには、トランス脂肪酸という食品中の一成分だけに着目するのではなく、現状において日本人がとりすぎの傾向にあり、生活習慣病のリスクを高めることが指摘されている脂質そのものや塩分を控えることを優先すべきと考えていますす」としています。これは明らかに論点のすり替えです。繰り返しますが、トランス脂肪酸はとりすぎが問題の栄養素ではなく、ゼロがベストの有害物質だからです。

これまでに期待が最も大きく膨らんだのは、トランス脂肪酸の含有量表示に関するガイドラインを示した、消費者庁の2011年の発表です。その内容は東アジアの各国にも引けをとらないものでしたが、非常に残念ながら、あくまでも「任意」の指針にすぎず、表示義務化にはいたりませんでした。実際、パッケージにトランス脂肪酸の含有量が表示された日本製の商品など、皆無に等しい状態です。

お手本にすべき韓流トランス脂肪酸事情

一方で、東アジアの中でも対応の早さや内容が際立っているのが韓国です。

韓国では、2007年にアジア初となるトランス脂肪酸の法規制がスタートし、製菓会社が自社製品からのトランス脂肪酸の完全排除を実現させたり、学校給食ではトランス脂肪酸の規制などに違反すると給食会社や栄養士が罰金や懲戒処分などの対象になったりするなど、「トランス脂肪酸対策先進国」ぶりを随所に発揮しています。

ちなみに、韓国で調査されたトランス脂肪酸の平均摂取量は、子どもや10代の若者で摂取カロリーの0・1％強、成人では0・06％となっています。日本人では「0・44〜0・47％」（2005年〜2008年／農林水産省）、もしくは「約0・3％」（2012年／食品安全委員会）という報告があり、韓国は日本よりも大幅に下回るようです。実際、韓国でも「欧米に比べると非常に少ないと推定される」という見解でした。それでも、2007年12月からトランス脂肪酸の表示義務化に踏み切ったわけですから、日本とは雲泥の差です。

それは、定められた表示方法からも感じ取ることができます。というのも、**図15**にもあるように、トランス脂肪酸の含有量が少ない加工食品には「0・5g未満」や「低トランス脂肪酸」というように、より具体的な表示方法が導入されているのです。

トランス脂肪酸に関してこのような表示を行っているのは、世界の中でも韓国だけのようです。消費者の立場で考えれば、誤解を招く恐れのある「ゼロ表示」よりも、よっぽど良心的で有意義な情報提供の手段だと思います。

このように、韓国から見習うべきところはたくさんあります。いくらでも真似すればいいのに、なぜか一向に重い腰を動かそうとしないのが日本という国なのです。

企業による自主規制にも問題が山積み

とはいえ、こんなありさまの日本でも、企業レベルではトランス脂肪酸対策が行われています。

例えば、2018年6月からスタートしたアメリカの規制に合わせて、大手食品メーカーが相次いで、自社の複数種類の家庭用マーガリンに部分水素添加油脂を使うのを取りやめると発表しました。皆さんのご家庭の冷蔵庫にも入っているであろう、テレビCMなどでもおなじみの、誰もが見たことのあるマーガリンの品々です。

他の取り組みとしては、製パン業界各社がパンに使用する油脂の切り替えや見直しを行ったり、ファストフードチェーンが「(トランス脂肪酸の摂取源となる)ショートニングは使用していません」と発表したり、油脂メーカーや製菓会社がトランス脂肪酸への配慮をアナウンスしたりしています。

国の醜態に比べれば、各企業の自主的な動きは少なくとも評価に値するものであり、それぞれに敬意を表したいとも思います。しかしその評価は、あくまでも「何もしないよりはまし」

という程度にすぎず、そこにはさまざまな問題が山積していることを指摘しておかないわけにはいきません。

まず、各企業の取り組みがトランス脂肪酸の「低減策」に終始していて、「一掃策」にはなっていません。国が頼りにならないだけに、できるだけ早い段階で、「完全排除」という世界の潮流に追いついてもらわなければなりません。

次に、取り組んでいる企業はごく一部にすぎないことです。それに、企業によっては、製品全てに対してではなく部分的な対応になってしまっています。いずれも、「対応しているなら安心」というように、消費者の誤解や過信を招くことにもつながります。

油脂の切り替えや見直しの結果、「パーム油」が使われているケースが多いことも大きな問題です。その経緯や背景については第4章で詳しくふれるとして、パーム油には飽和脂肪酸が多く含まれているため、「トランス脂肪酸の心配が少ないから安心／ヘルシー」と思って積極的にとっていると、今度は飽和脂肪酸の過剰摂取で健康を害してしまいかねません。パーム油への切り替えはアメリカの食品産業でもよくみられるもので、アメリカ農務省（USDA）もこの傾向を懸念し、パーム油が健康的な代替油脂とはならないことをわざわざ警告しているほどです。

それに、第2章でもお伝えしたように、水素添加が行われていない植物油であっても、製造過程でトランス脂肪酸が発生している可能性が大いにあります。このあたりが、企業の取り組みが「低減策」にとどまっている一因ではないかとも考えられるわけです。

さらに問題なのは、企業側の態度です。こうした対応の経緯として、「消費者に不安な気持ちが生まれる可能性がある」「お客様の漠然とした不安にお応えしていく」「消費者の間で悪評が広がっている」などと異口同音にコメントしていて、自分たちがこれまで有害物質の入ったものを平然と売ってきたという事実を、潔く認めているわけではありません。むしろ、「消費者があれこれ騒ぎ立てるから仕方なしに」と言わんばかりの、ある種の責任転嫁や被害者面の様相すら感じられます。

多くの食品産業にとっては、自社製品が売れさえすれば万事安泰であり、私たちの健康や子どもたちの未来などどうでもよいのだということを、つくづく思い知らされます。

日本にも「1％超」の人たちがたくさんいる

さて、世界が「1％未満」から「完全排除」へとシフトするなか、日本は「大多数は1％未満だから問題ない」という姿勢を貫いているわけですが、ここで見逃してはならないのが「大多数は」という前置きです。実は、日本人のトランス脂肪酸の摂取量を詳しく調査した2010年の研究があり、そこでは「1％超」の世代が存在することを明らかにしているのです。

これは、東京大学など複数の大学の研究グループによるもので、確かにこの研究でも、平均摂取量自体はほぼ1％未満であったと報告されています。

図 16

トランス脂肪酸摂取比率の年代別分布（女性）

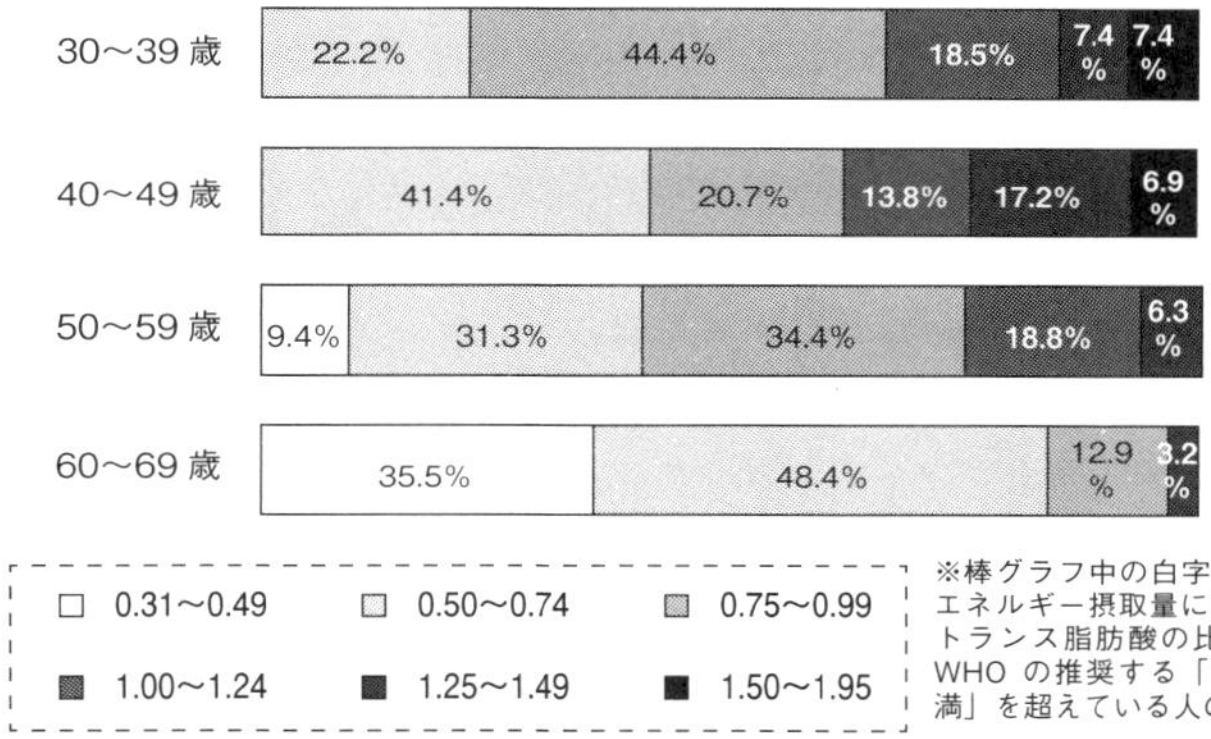

※棒グラフ中の白字は、総エネルギー摂取量におけるトランス脂肪酸の比率が、WHO の推奨する「1％未満」を超えている人の割合

トランス脂肪酸摂取比率の年代別分布（男性）

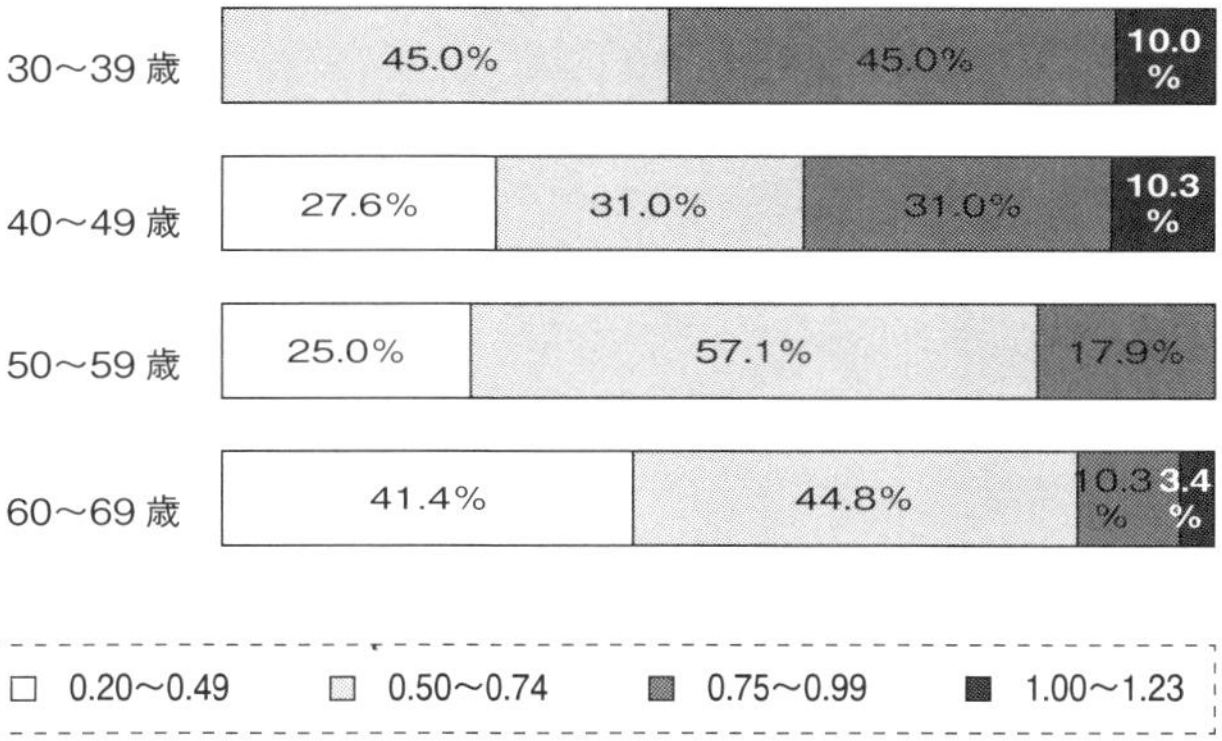

※棒グラフ中の白字は、総エネルギー摂取量におけるトランス脂肪酸の比率が、WHO の推奨する「1％未満」を超えている人の割合

（出典："Estimation of trans fatty acid intake in Japanese adults using 16-day diet records based on a food composition database developed for the Japanese population."）

しかし、男女別・世代別に調べていくと、トランス脂肪酸の摂取量が総カロリーの1％を上回っている人の割合は、決して少なくないという事実が発覚したのです。具体的には、30代女性で約33％、40代女性で約38％、50代女性でも約25％というように、女性における大量摂取が顕著であり、男性でも30代と40代の1割は1％をオーバーしているというものでした（**図15**）。この時点で、「大多数は1％未満」という食品安全委員会の認識は、すでに間違っていることになります。

なお、「1％超」の人たちに共通する食習慣として、菓子類をよく食べることが指摘されています。市販の菓子類は、マーガリンやショートニングなどの油脂がほぼ例外なく用いられていることを考えれば、いたって妥当な結果であると思われます。

この研究結果は、この手の話で「平均」を引き合いに出すと、致命的な判断ミスを招いてしまうことを示唆するものです。そもそも、男女別・世代別であっても、それぞれの層の平均が示されているにすぎないわけですから、個人別にみれば、平均より上の人もいるのは確実です。そうなるといよいよ、1％未満だったらどうこうなどと言っている場合ではなくなってきます。決して少数派ではない「1％超」の人たちを、国はこのまま見殺しにするつもりでしょうか？

また、より若い世代や小さな子どもたちの摂取量については示されていませんが、「1％超」の人に菓子類をよく食べる傾向がみられたということは、小さな子どもたちはまさにこの条件に該当するのではないでしょうか。そう考えると、子どもたちのトランス脂肪酸の摂取量は、「1％超」の大人たちよりもさらに多い可能性さえあります。

しかも、有害物質に対する脆弱性の高さが大人とは比較にならない子どもたちに何の配慮もせず、大人と同じ「1％未満」という基準を平然と当てはめておいて、「健康への影響は小さい」などと、よく言えたものです。

このまま国の動きを待っていては、日本は滅びてしまいます。私たち一人ひとりが自衛策を講じ、未来ある子どもたちを守っていくしかありません。

そのためには、まずは私たちの体内の「油の質」がどうなっているかを自覚する必要があります。次の章ではその方法と改善策をご紹介することにしましょう。

第 4 章

体内の「油チェック」と改善に役立つ油のとり方

自分で血液をとって簡単に検査できる！

ここまで、摂取する油の質の重要性やトランス脂肪酸の問題、世界と日本のトランス脂肪酸事情について、それぞれ紹介してきました。ここで皆さんが特に気になるのは、「自分や家族がどのくらいトランス脂肪酸をとっているか」ということではないでしょうか。第3章でもお伝えしたように、日本では国レベルの規制や食品ラベルの表示義務などが全く行われていないため、私たちは、トランス脂肪酸の摂取量を推測することさえ困難であるのが実状です。

しかし、心配ご無用です。トランス脂肪酸はもちろんのこと、さまざまな脂肪酸の摂取状況を簡単に調べることのできる「血液検査」があるのです。

血液検査といえば、健康診断や体調不良などの際に検診施設や医療機関を受診し、医師や看護師に注射器で採血してもらうのが一般的でしょう。しかし、私がおすすめする血液検査は、わざわざ病院に行く必要がない上に、腕の血管などから注射器でなみなみと血液を抜き取る必要もなく、なんと自宅で簡単に行えるものなのです。

具体的には、専用の検査キットに入っている採血器具（小さな針）で指先をチクッと刺して、そこからしみ出てきた少量の血液を専用のシートに染み込ませるだけです。それを検査機関に送付すれば、体内の「油の質」に関するさまざまな情報を知ることができます。

シートに染み込ませた血液は、そのまま乾燥させてから送ることになるわけですが、この方法は非常に画期的です。というのも、一般的な血液検査の場合、注射器で採血した後は冷蔵保存や冷凍保存の上で検査会社に送らなければならないからです。これは、血液が常温で空気や光にさらされると血液成分がダメージを受け、検査結果が正確に出なくなってしまうからです。

このように、血液はそれだけデリケートに扱わなければならないものなのだというのが、これまでの「常識」でした。しかし、特殊なシートを用いて血液成分のダメージを防ぎつつ、乾燥血液でも成分を簡単かつ正確に測定できるようになったのが、自己採血式の最大の特徴です。実際、この方法で血液成分を長期保存できることは、オーストラリアの研究でも立証されています。その結果、誰もが簡単に血液検査を行えるようになったわけです。

トランス脂肪酸が測定できて、解説資料も充実

この自己採血式の血液検査は、一般的な血液検査にはないメリットが他にもあります。まずは何といっても、トランス脂肪酸の数値が測定できることです。

そもそも、皆さんになじみの一般的な血液検査では、脂肪酸に関する項目自体がありません。血糖値や肝機能の数値、赤血球や白血球の個数などと並んで、脂質に関する項目といえば、中性脂肪値やコレステロール値（ＨＤＬやＬＤＬ）くらいです。つまり、一般的な血液検査だと、「普通の血液検査じゃなくて脂肪酸の数値を知りたい」と、医療機関にわざわざ申し出なければなりません。それに、基本的には、動脈硬化など心臓や血管の問題が疑われる人が脂肪酸検査の対象となっていて、そうでない健康な人は気軽には受けにくいのが現状です。

しかも、一般的な脂肪酸検査では、主にオメガ3やオメガ6（必須脂肪酸）とその比率に関する数種類の項目について調べられますが、肝心のトランス脂肪酸については検査項目がなく、測定されないのです。検査結果も、一覧表が手渡されて医師から簡単なコメントが口頭で伝えられるだけで、結果に対する解説資料や補足資料などは添付されません。これでは、何がどういいのか／悪いのかや、どの項目が何を意味するのかなどについても、おそらく一般の人にはちんぷんかんぷんです。ある程度の知識がある人にも決して分かりやすいものではなく、お世辞にも親切丁寧とはいえません。

これに対し、自己採血式の血液検査には「総トランス脂肪酸」という項目があり、トランス脂肪酸を普段の食事からどのくらい取り込んでしまっているか、受検した人が自覚することができます。これだけでも、この検査を受ける意味が大いにあるわけですが、他のさまざまな脂肪酸を含めて、計20種類以上の項目を調べられるのも魅力です。また、ポイントとなる項目の見方や捉え方など、検査結果以外の資料も充実しています。

とにかく、「検査を受けておしまい」ではなく、食生活の見直しを進めていくための第一歩として、とても有意義な検査になることは間違いありません。

細胞の材料になった脂肪酸も調べられる！

もうひとつの大きなメリットは、「血液全体」を調べるという点です。

図17　自己採血式脂肪酸検査の結果と関連資料

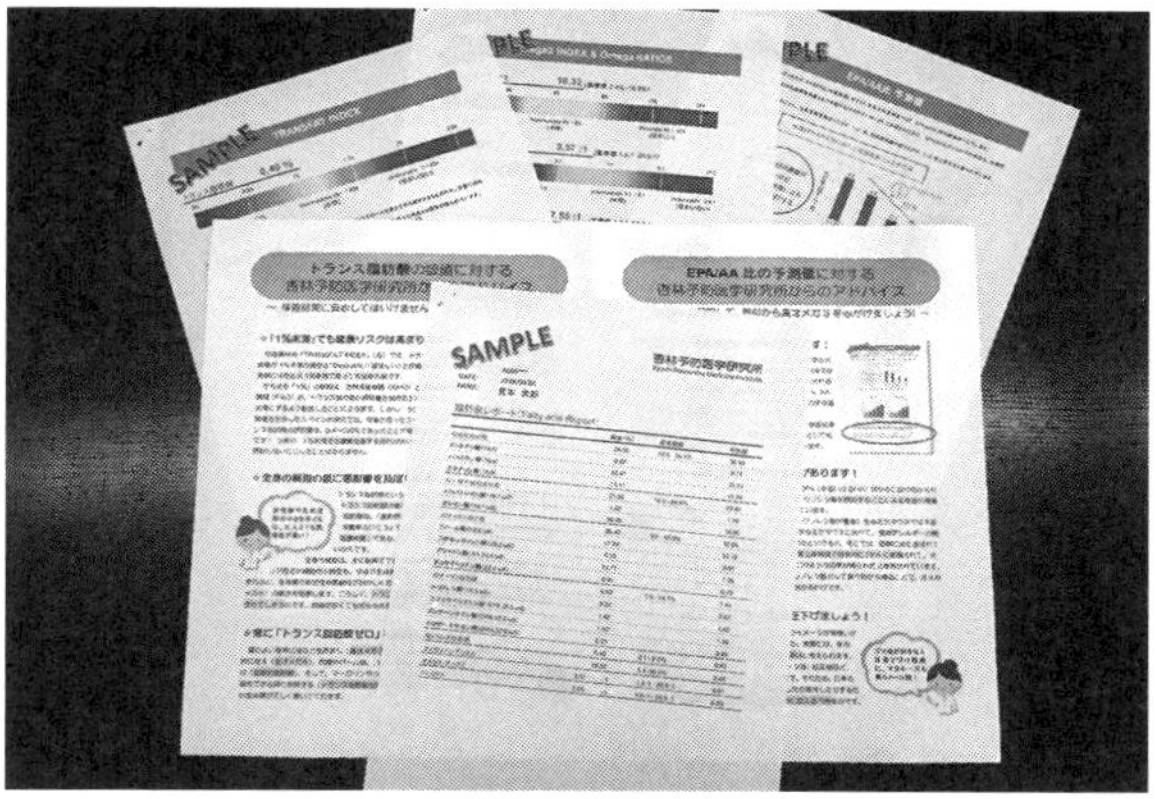

血液は、血漿《けっしょう》成分と血球成分に大きく分けられます。血漿成分は水分が9割を占めていて、残りは、血液中で働いているタンパク質のほか、栄養素として全身に運ばれる糖や脂質、アミノ酸、ミネラル、ビタミンなどで成り立っています。一般的な血液検査（脂肪酸検査）では、この血漿成分に含まれる脂肪酸を測定しています。

もう一方の血球成分とは、赤血球や白血球、血小板などのことです。自己採血式の血液検査では、血漿成分と血球成分の両方が測定対象となっています。

脂肪酸の測定において、血漿成分と血球成分の両方を含んだ血液全体を調べることには大きな意味があります。それは、「細胞の材料になった脂肪酸」も含まれているからです。

血漿成分に含まれる脂質（脂肪酸）は、あくまでも食べ物から吸収されて血液中に取り込まれただけで、まだ「体外から得た栄養素」のままです。しかし、血球成分に含まれる脂質は、赤血球や白血球、血小板などが体内でつくられる際に、その材料として使われたことを意味しています。つまり、「体内の物質」へと変身しているわけです。これは非常に大きな違いです。

意外に知られていないかもしれませんが、赤血球や白血球、血小板も、それぞれ立派な「細胞」の一種です。単なる物質ではなく、1個1個がれっきとした「生き物」なのです。

第2章でもお伝えしたように、細胞の膜（生体膜）は脂肪酸を主な材料とした「リン脂質」が基本的な構成要素となっています。このリン脂質は細胞内小器官（滑面小胞体）で合成されるため、例えば血漿成分の脂肪酸が、赤血球や白血球、血小板の膜に、血液中でそのまま組み込まれるとは考えにくいのです。

それぞれの血球は、骨の中にある組織（骨髄）で血球のもとになる共通の細胞（造血幹細胞）から枝分かれして、赤血球、白血球、血小板となっていきます。つまり、血球成分の脂肪酸は共通の細胞がつくられる時点で「体内の物質」として組み込まれているわけであり、血漿成分として全身を流れている「体外から得た栄養素」としての脂肪酸とは、状況が全く異なります。

なかでも、赤血球の膜のリン脂質にどんな脂肪酸が組み込まれているかは、全身の細胞の指標（バイオマーカー）として頻繁に利用されています。このように、自己採血式の血液検査は、細胞に組み込まれた脂肪酸も検査結果の数値に加味されていることから、一般的な血液検査に比べて、より正確に体内の「油の質」を反映しているといえるのです。

世界が注目する「オメガ3インデックス」とは？

さらに3つめのメリットは、自己採血式の血液検査では「オメガ3インデックス」が分かるということです。一般的な脂肪酸検査の項目にはありません。

オメガ3インデックスとは、赤血球の生体膜を構成しているリン脂質に組み込まれた脂肪酸のうち、オメガ3のEPAとDHAがどのくらいの割合で含まれているかをパーセンテージ（％）で示したものです。日本ではまだなじみのない言葉ですが、体内の健康状態を示す有力な指標として、世界では注目が集まっています。

実際、ここ最近に限っても、オメガ3インデックスと子どもの健康に関する研究結果が報告されています。

例えば、2～6歳の子どもを対象としたアメリカなどの研究では、オメガ3インデックスの数値が最も高い子どもは最も低い子どもに比べて、脳機能を調べる検査の成績が3倍になっていたほか、DHAだけをみると4倍であったことが報告されています。要するに、赤血球のオメガ3が多い子どもほど「頭がよい」というわけです。ちなみに、この研究で子どもたちから採取されたのは乾燥血液サンプルであり、自己採血式の血液検査と同じ方法です。

5～12歳の子どもを対象に、肥満や糖尿病の指標との関連性を示したオーストラリアの研究もあります。そこでは、食事での摂取量とは関係なく、肥満の子どもは赤血球中の脂肪酸の割合が変化しており、肥満ではない子どもに比べて、オメガ3インデックスの数値が低い割合が高まっていました。糖尿病の指標でも同様の傾向がみられたといいます。ここでは「食事での摂取量とは関係なく」がポイントであり、オメガ3インデックスが、体内の「油の質」を調べる上で、より優れたバロメーターになることを物語るものです。

思春期世代（13～15歳）のオメガ3インデックスを調査したオランダとドイツの研究では、オメガ3インデックスの数値が高い子どもほど、脳での情報処理スピードが速かったり、衝動性が低かったりすることが示唆されています。同じ研究チームは、オメガ3の増量摂取を通じてオメガ3インデックスの数値が高まることも示しています。

オメガ3インデックスの低値が産後うつの危険因子になりうるという、ノルウェーの研究結果も示唆的です。産後うつは出産後の女性の1～2割が見舞われているとされ、日本でも大きな社会問題になっています。子育てにもダイレクトに悪影響を及ぼすだけに、妊娠前や出産前に血液検査でオメガ3インデックスを調べておけば、有意義な予防策を講じることができるわけです。

他にも、オメガ3インデックスの高値が中年男性のメタボを予防したり、オメガ3の増量摂取によるオメガ3インデックスの改善がうつ症状を緩和させたり、統合失調症やうつの患者ではオメガ3インデックスの低値がみられたり、オメガ3インデックスが低値の囚人男性では攻撃性や注意欠陥行動が強かったりするなど、子どもだけでなく老若男女にとって、オメガ３インデックスが心身の健康状態の目安になることが示されています。

自己採血式の血液検査の結果が返ってきたら、単なる脂肪酸濃度とは異なるオメガ３インデックスの数値もチェックしてみましょう。

とにかくにも、まずは検査を受けてみよう

このように、▽自分でごく少量を採血して郵送するだけで検査できる（病院に行かなくてもいい）、▽細胞に組み込まれた「油の質」がより正確に分かる、▽トランス脂肪酸の摂取状況が読み取れる、▽「オメガ３インデックス」の数値が分かる……といった点が、一般的な血液検査にはない、自己採血式の血液検査の大きなメリットであり、独自性です。

この検査を受ける上での年齢制限はなく、何歳の人でも検査可能です。また、食事の改善前と改善後で検査結果を比較したい場合については、３ヶ月ほど間を空けて検査を受けるとよいでしょう。これは、血管の中を流れている赤血球の寿命が約３ヶ月だからです。その間に赤血球が新たにつくられ、赤血球の膜のリン脂質を構成する「油の質」が検査結果の数値に反映されるようになります。

検査を受けてみたい方は、杏林予防医学研究所のホームページ（kyorin-yobou.net）から申し込んでください。検査キットが到着したら、説明資料を見ながらご自身で採血してください。

前述のように、注射針で腕からなみなみと採血するのではなく、指先を専用針で少し刺して、ぷっくりと出てきた少量の血液を専用シートに染み込ませます。それを乾燥させてから送り返せば、あとは結果を待つだけです。

なお、この検査は海外（オーストラリア）の検査機関に依頼しているため、結果が出るまでに約1ヶ月かかります。検査結果は英語ではなく日本語に翻訳してから皆さんのお手元に届けられますので、ご安心ください。

検査結果が届くまで、何もせずにただ待つのではなく、この間を有効活用してスタートしたいのが、食事の改善、特に「油のとり方」の改善です。ここからは、これまでのまとめや復習も兼ねて、その具体的な方法や対策について伝授したいと思います。

押さえておくべき脂質改善のポイント

体内の「油の質」を改善するにあたって、毎日の食生活で常に基本となるのが「高オメガ3-低オメガ6-低飽和脂肪酸-トランス脂肪酸ゼロ」です。体内でつくることができない2つの必須脂肪酸（オメガ3とオメガ6）の摂取バランスを考慮しながら、体内で合成できる飽和脂肪酸はできる限り減らし、「百害あって一利なし」のトランス脂肪酸については徹底的に避けるようにする……。これが、大前提の「油のとり方」です。

細胞の生体膜のリン脂質を構成する脂肪酸、つまり、第2章で説明した「二本足」に、どの脂肪酸をくっつければ細胞が正しく働けるかを頭の中でイメージすれば、自ずとこの基本ポイントにたどり着きます。

結論から先にいえば、主要な摂取源となるものに注目し、

▽質のよい亜麻仁油を積極的にとる（高オメガ3）
▽それ以外の植物油を控える（低オメガ6）
▽動物性油脂やパーム油なども少量にとどめる（低飽和脂肪酸）
▽マーガリンやショートニングなどをできる限り排除する（トランス脂肪酸ゼロ）

……というのが、それぞれのポイントの趣旨となります。

とはいえ、これだけでは実際にどうすればよいかイメージしにくく、なかなか行動に移しにくいかもしれません。また、それぞれのポイント自体はいたってシンプルなのですが、いざ実践するとなると、「油」に対するこれまでの〝常識〟をことごとく切り捨てる必要があるでしょう。いちど定着してしまった習慣を変えるのは簡単なことではありませんし、ほとんどの人にとって大きなチャレンジになるかと思います。

しかし、私たち、特に子どもたちの体を構成する無数の細胞ひとつひとつが正しく働いてこそ、心と体の健康が維持増進されるのだということ、「油のとり方」が細胞の健康度合いを大きく左右することを常に思い出しながら、ご家族の皆さんで、本腰を入れてじっくり取り組んでみてください。

それでは、脂質改善のための具体的な方法を解説していきましょう。

高リノール酸の油を徹底的に避けよう

順番としては、「高オメガ3」よりも「低オメガ6」を先に取り組む必要があります。世の中はそれだけオメガ6の摂取源に満ち溢れていて、「低オメガ6」が習慣にならない限りは、オメガ3とオメガ6の摂取バランスがいつまでたっても改善しないからです。

簡単に復習しておくと、オメガ6はオメガ3と同様、必ず食べ物からとらなければなりませんが、オメガ3と正反対なのがとりすぎ傾向にあることです。そのため、意識してとらないと不足してしまうオメガ3とは全く異なり、普段の食生活で無意識に、そしていとも簡単に摂取できるのがオメガ6なのです。それだけ、現代の食生活がオメガ6まみれになっていることを意味します。

特に、オメガ6のなかで最も注意すべきは「リノール酸」です。

例えば、ゴマ油にコーン油、大豆油、綿実油、サラダ油……。皆さんにとって、どれも身近な油ばかりだと思いますが、これらは全て高リノール酸の油です。

主な植物油の中に、どんな種類の脂肪酸がどのくらいの割合で含まれているかを比較してみると、亜麻仁油やエゴマ油では、全体の半分以上がオメガ3になっているのに対し、大豆油やゴマ油、綿実油では逆にオメガ6が半分を占めています（**図18**）。

図18　主な植物油の脂肪酸組成の比較

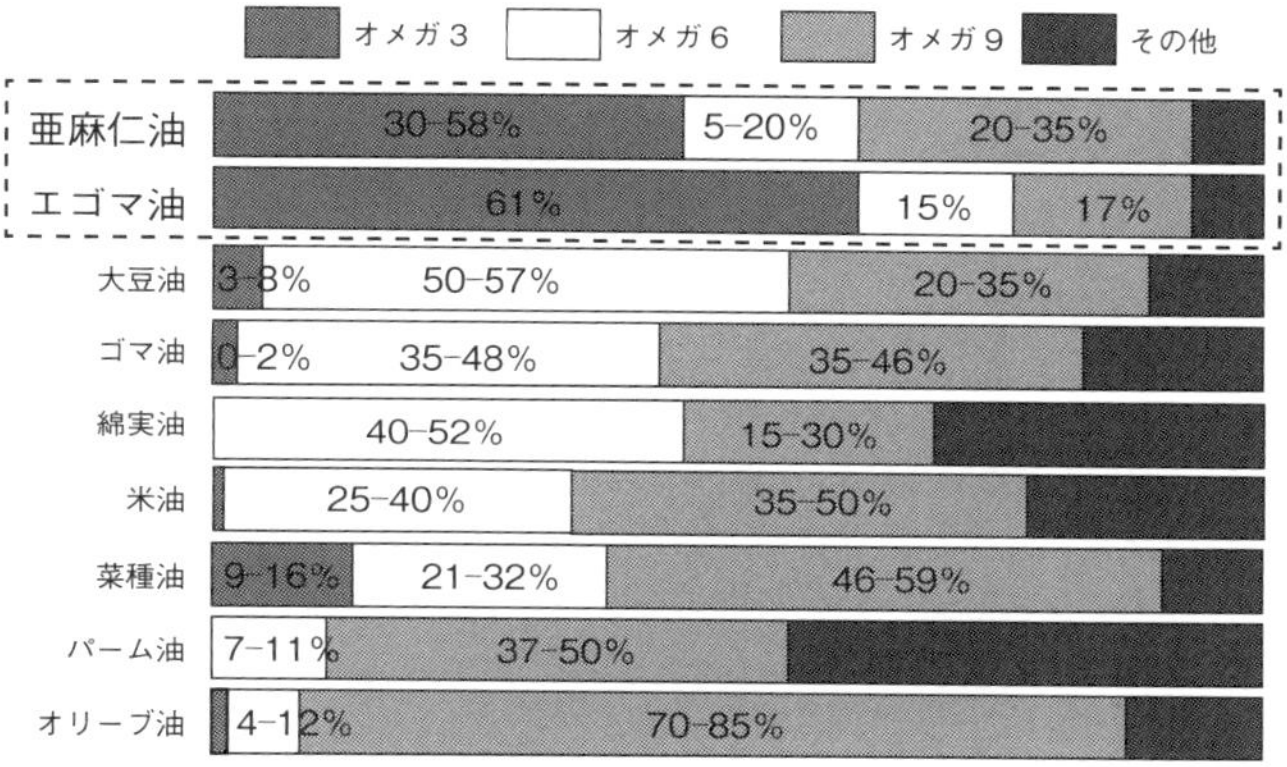

（公益財団法人日本油脂検査協会の資料などを参考に作成）

やっかいなのは、こうした高リノール酸の油が、ありとあらゆるところで使われていることです。各家庭はもちろん、飲食店やスーパー、コンビニ、学校や病院の給食、企業の社員食堂などで提供されている食べ物の調理油のほとんどが、高リノール酸の油だと考えてよいでしょう。そのため、油のことを考えずに食事をしていると、いつの間にかオメガ６のとりすぎになってしまうわけです。

例えば、妊娠中のマウスにオメガ６過多の餌を与えると、生まれてきた子マウスの脳の神経細胞が減少し、脳が小さくなったり不安行動が多くなったりすることを、東北大学などの研究チームが２０１６年に報告しています。この研究でマウスに与えられたオメガ６の量はオメガ３の40倍だったそうですが、これは決して極端な数字ではなく、私たち人間の食生活でも十分に起こりうる比率なのです。むしろ、現代の食生活を模してこの研究を行ったものと考えられます。いずれにせよ、オメガ3とオメガ6の摂取比率がいかに重要であるかを、如実に物語る結果ではないでしょうか。

一般に、オメガ3とオメガ6の摂取比率は1：2から1：4にすべきだといわれますが、私は「1：1」を目指すくらいでちょうどよいと考えています。とはいうものの、普段の食生活で比率を測定できるわけではありません。目安としては、高リノール酸の油を徹底的に避けることです。オメガ6のとりすぎを解決するには、「いっさいとらない」くらいの感覚でも何ら問題ないでしょう。まずは、家庭で使う調理油を見直すことです。

例えば、ゴマ油がお好きな方は、炒め物や揚げ物などの加熱調理にたっぷり使うのではなく、あくまでも「仕上げ」の風味づけ程度にするようにしてください。そして、できるだけ外食は避けるようにし、出来合いの総菜や冷凍食品などを買わないようにしましょう。こうしていれば、オメガ6まみれの食生活から抜け出せるはずです。

加熱調理には高オレイン酸の油を使おう

加熱調理に用いるのであれば、良質なオリーブ油がおすすめです。オリーブ油はリノール酸（オメガ6）よりもオレイン酸（オメガ9）が豊富であり、高温でも変性しにくいため、加熱調理に適しています。菜種油（キャノーラ油）などもオレイン酸の多い油です。

ちなみに、前述の基本ポイントの中にオメガ9が登場しないのは、いわば「ニュートラル」

な存在だからです。食べ物から必ずとらなければならないわけではなく、過剰摂取しやすいわけでもなく、とりすぎによる健康問題も特に心配ありません。

また、オリーブ油やオレイン酸には独自の健康効果も確かめられています。一般的には「コレステロール値を下げる」といったものが比較的よく知られているかと思いますが、近年では、オレイン酸が脳内で発がんを防いだり、オリーブ油が記憶の保持に役立ったりするなど、いわゆる「健脳効果」も次々に報告されています。

それでも、高オレイン酸の油だからといって積極的にとる必要はありません。あくまでも適量にとどめるのが賢明です。同時に、こうした油を使って揚げる、炒める、焼くといった、200℃前後に達するような高温調理も、最小限にすべきです。第2章でもお伝えしたようにトランス脂肪酸の発生源になりますし、その他のさまざまな有害物質も生成されやすくなります。これら全てが子どもたちの心と体を蝕むのです。

油の選択に迷った時は、「高オメガ3-低オメガ6-低飽和脂肪酸-トランス脂肪酸ゼロ」の基本ポイントに立ち返るようにしてください。そうすれば必ず答えがみえてきます。要するに、このポイントに当てはまらないものは全て「とる必要なし」だからです。

それに、オリーブ油や菜種油なら何でもいいわけでもありません。「良質な」というのが非常に重要です。質の悪い安価なオリーブ油やキャノーラ油をとっていると、むしろ健康を害することにつながってしまいます。後述する「油を買うときにチェックすべき3つの条件」を、しっかり頭に叩き込んでおいてください。

亜麻仁油のオメガ3を効果的にとるためには……

こうして「低オメガ6」を習慣づけた上で取り組むべきが「高オメガ3」です。

「高オメガ3」の食事を実践するために、私が常におすすめしているのが「亜麻仁油」(フラックスオイル)です。細胞を柔らかくして筋肉や神経、血管、内臓、脳の働きをよくする、血液の粘度を下げて酸素や栄養素を全身に届きやすくする、炎症を最小限にして痛みを和らげるなど、亜麻仁油などに多く含まれるオメガ3の効果は、皆さんや子どもたちにとって、まさにいいことずくめといえます。

しかし、ここで注意が必要です。いくらオメガ3が積極的にとるべきものだからといって、単に〝亜麻仁油をとってさえいればOK〟というわけではないからです。

皆さんならもうお分かりでしょう。つまり、普段の食事がオメガ6のとりすぎのままで亜麻仁油を加えると、オメガ3とオメガ6の摂取比率がそれほど改善しないため、オメガ3の効果が十分に得られません。それに、脂質全体の摂取量ばかりが増加してしまうという、本末転倒の事態に陥る可能性さえあります。

だからこそ、「高オメガ3」の前に「低オメガ6」が不可欠なのです。

また、意外に見落としがちかもしれないのは、亜麻仁油は〝オメガ3が100%の油〟ではないということです。オメガ3が多いものであっても、その含有率は全体の6割くらいで、残りは、オメガ6をはじめとする、オメガ3以外の脂肪酸も含まれているのです。

そのため、例えば「家で使う油は亜麻仁油だけ」というルールにしたとしても、オメガ6が不足したり、オメガ3のとりすぎになったりする心配はないでしょう。むしろ、「高オメガ3ー低オメガ6」を目指すには、これ以上ないほど理想的な油のとり方だと思います。

植物性オメガ3が「アレルギーマーチ」脱却の切り札に!

オメガ3というと、背の青い魚などに多く含まれるDHAやEPAばかりに目が向けられがちですが、近年では、亜麻仁油などの植物性食品に含まれるオメガ3(α-リノレン酸)を摂取することによる、独自の健康効果についても報告されています。

これは日本で示されたマウスの研究結果で、亜麻仁油を与えたマウスは大豆油(オメガ6のリノール酸が多い)を与えたマウスに比べて、食物アレルギーの発症や進行が大幅に抑制されたというものです。また、マウスの腸の細胞を調べたところ、亜麻仁油を摂取したマウスでは他の植物油のマウスに比べて、α-リノレン酸ではなくEPAの量が大幅に多くなっていました。

研究チームはこれについて、亜麻仁油に含まれていたα-リノレン酸がマウスの腸の細胞内で効率的にEPAに変換され、そこからさらに、第2章でもご紹介した「ホルモンのような物質」の一種がつくられることで、アレルギーを防ぐ作用が発揮されていたのではないかと推測しています。

アレルギー反応（症状）は年齢と共に変化していくことが知られています。こうして、さまざまな種類のアレルギー性疾患が次から次へと発症していく様子を行進（マーチ）にたとえ、「アレルギーマーチ」と呼ばれています。幼少期の食物アレルギーがきっかけになることが多く、その後はアトピー性皮膚炎や喘息、花粉症などがよくみられます。

また、食物アレルギーの患者数は近年になって急増しています。1歳未満の乳児が最も多いものの、小中高の児童生徒のうち約5％が発症しているという調査結果があるほか、大人の患者も珍しくありません。最近では、これまでにはみられなかった食品（野菜や果物、イモ類など）による食物アレルギーの症例も報告されています。

「自分」と「自分ではないもの」を適切に区別するのが免疫システムであり、このシステムが正しく働かないことで起こる健康問題の代表格がアレルギーです。そう考えると、現代人は老いも若きも免疫システムが混乱している様子がうかがい知れます。特に、食物アレルギーによる重篤な急性反応（アナフィラキシーショック）は命にかかわります。

こうしたことをふまえると、皆さん自身はもちろんのこと、皆さんの家族や子どもたちを守っていくための「油のとり方」として、亜麻仁油を使わない手はありません。

赤ちゃんの脳のために、妊娠中は特に亜麻仁油を

なかでも、亜麻仁油がここぞとばかりに活躍するのが「妊娠期」です。妊娠中のお母さんが亜麻仁油をとるかとらないかで、生まれてくる赤ちゃんの頭のよしあしを大きく左右するといっても過言ではないからです。

ＤＨＡは脳の成長に絶対不可欠なオメガ3です。脳の発達期には、脳組織は神経細胞（ニューロン）の膜をつくるために多くのＤＨＡを必要とします。ニューロンでは他のオメガ3からＤＨＡに変換できないことから、妊娠期の場合、お母さんがＤＨＡをダイレクトに摂取するか、あるいは主にお母さんの肝臓で、植物性オメガ3のα-リノレン酸からＤＨＡに変換されたうえで、胎児の脳に送り届けられると考えられます。

第1章でも述べたように、胎児期には脳がどんどん大きくなっていきます。すさまじいスピードで細胞分裂が進んでいるわけですが、細胞の数が増えていくということは、それにあわせて生体膜の主原料となる脂肪酸もたくさん必要となります。特に脳は他の臓器に比べてＤＨＡを多く必要とすることから、この時期のＤＨＡの要求量は膨大になります。

私たち大人とは全く異なるこの時期に、トランス脂肪酸などを取り込めば文字通り致命的になりますし、ＤＨＡをどんどん供給すれば、誰もが健康な頭のいい子に育つわけです。実際、私の周りでも、私のアドバイスに従って妊娠中に亜麻仁油をしっかりとった人たちは、生まれてきた赤ちゃんが例外なく元気で賢い子どもに育っています。

ご存じのとおり、DHAのダイレクトな供給源は青魚です。しかし、イワシやアジ、サバといった、比較的小型で天然の青魚であったとしても、やはり海洋汚染の影響が気になります。脆弱性の高いウインドウ期の胎児には、できるだけリスクを避けたいと思うのが親心というものでしょう。

だからこそ私は「亜麻仁油」をおすすめするのです。お母さんにもお腹の中の赤ちゃんにも、数えきれないほどの健康メリットをもたらしてくれるのは間違いありません。

高オメガ3の「亜麻仁油の仲間」を知っておこう

さて、亜麻仁油のように、オメガ3とオメガ6の含有比率が優れた植物油は、かなり貴重な存在です。逆にいえば、市販されている植物油の大半が「低オメガ3-高オメガ6」に該当するため、あるべき食生活を送る上で、油選びは本当に大切です。

亜麻仁油以外で、オメガ3の摂取源として世間でも有名なのが「エゴマ油」でしょう。亜麻仁油と同じくらい、あるいはそれ以上に、テレビや雑誌などでも取り上げられるようになっているため、皆さんもどこかで見聞きしたことがあったり、すでに取り入れたりしているかもしれません。

ちなみに、「シソ油」という名前もよくみかけますが、これはエゴマ油のことです。シソとエゴマはどちらもシソ科の植物で、シソのほうが一般的になじみがあるため、同じものに対して2つの呼び名が使われているようです。

あとは、グリーンナッツ油（インカインチ油／サチャインチ油）も比較的よく見かけるようになりました。南米の熱帯雨林でとれるグリーンナッツの種から搾った油で、やはりオメガ3が全体の半分以上含まれていて、「高オメガ3」の部類に入ります。

最近では、カメリナ油（アマナズナ油）も注目されています。名前のよく似たカメリア油（ツバキの仲間の種から搾った油。オレイン酸が多い）とは別のものです。カメリナはアブラナ科の植物で、ヨーロッパから中東あたりで栽培されているようです。

ご家庭での普段使いには、これらの油よりも入手しやすい亜麻仁油やエゴマ油がよいでしょう。それに、亜麻やエゴマは日本でも古くから栽培されてきたという歴史をふまえると、グリーンナッツ油やカメリナ油よりも「日本人の食性に適している」ともいえます。

亜麻仁油やその仲間を家庭で利用する際には、野菜サラダのドレッシングにしたり、納豆に混ぜたり、できあがった後の料理にかけたり、そのままスプーンで飲んだりするなど、常に「生でとる」ということを心がけましょう。テレビや雑誌などを見ていると、「ビタミンEが豊富で酸化や熱に強いので加熱ＯＫ」といって、グリーンナッツ油やカメリナ油を炒め物などに使っているケースがありますが、私はおすすめしません。オメガ3は非常にデリケートで、酸素や光、熱からダメージを受けやすいため、オメガ3の恩恵を存分に受けたいのなら、加熱調理には使わないのが賢明です。「高オメガ3の油は生のまま利用する」のが基本だと覚えておいてください。

油を買うときにチェックすべき3つの条件

生食用にはα-リノレン酸（オメガ3）の多い亜麻仁油やエゴマ油、加熱調理にはオレイン酸（オメガ9）の多いオリーブ油や菜種油。しかし、これらの油だったらどんなものでもOKというわけではありません。日々の食事で頻繁に登場する油だからこそ、その「品質」にもしっかり目を向ける必要があります。

油選びの際に確認すべきポイントは、大きく分けて次の3つです。

①農薬の心配がない

……これは、油だけでなく農作物全般に言えることですが、油の場合は特に重要となります。なぜなら、農薬をはじめとする化学物質の多くは油に溶けやすい性質があるため、油の原料となる植物（種の部分）には、こういったさまざまな有害物質が濃縮されやすいからです。そのため、できる限り無農薬栽培の原料から搾った油を選ぶようにしましょう。

②コールドプレス（低温圧搾）／化学溶剤などを使っていない

……油を製造するときに、原料を高い温度で圧搾すると効率よく油が搾れるというメリットがあります。そのため、安価な油の多くは高温圧搾が行われているのですが、高温で加熱することで油が酸化・変性するほか、トランス脂肪酸が発生する恐れもあります。また、やはり効率を重視するあまり、化学溶剤を使って油が搾られている場合もあります。この場合、溶剤が油の中に残留してしまう可能性があります。こういった不自然な搾り方ではなく、ラベルに「コールドプレス」や「低温圧搾」と書かれたものを選ぶようにしましょう。

③遮光容器／できるだけ小さな容器

……自然な油には、ビタミンEなどの抗酸化物質が豊富に含まれているとはいえ、原料から搾るという加工を行っているので、日光（紫外線）や空気にさらされて酸化しやすいのは事実です。前述のように、高オメガ3の油は特にデリケートな油です。そのため、光を通さないような、色の濃い容器（真っ黒のものがベスト）で、できる限り小さなものを買うようにしてください。開封したら早めに使い切ることも大切です。

以上の3つの条件は、どんな種類の油であっても共通しています。この全てをクリアする油は、スーパーなどで一般的に売られている油に比べて値段が高いのは事実です。けれども、油というものは本来そのくらい貴重な食品であり、簡単にたくさん搾れるものではないため、そもそも「高価で当たり前」なのです。むしろ、大量生産の安価な油のほうが「異常」なのだと思ってください。

例えば、某食品メーカーの亜麻仁油（無農薬ではない／低温圧搾ではない／遮光容器に入っていない）は1gあたり約5・5円ですが、私が愛用している亜麻仁油（無農薬有機栽培／低温圧搾／遮光容器入り）は約13円なので、実に2倍以上です。皆さんのご家庭にもあるかもしれない、大きなボトル入りのキャノーラ油にいたっては、1リットル180円ほどで売られているものもあります。1g換算では0・2円にも満たないという、まさに桁違いの安さです。

こうした大量生産の安価な油は、もはや食品ではなく「工業製品」だと思ってください。実際、化学溶剤を使って高温で圧搾し、精製や濾過《ろか》を何度も繰り返して製造されているため、かなり不気味に映ります。これは、含まれる脂肪酸の種類や比率うんぬんを語る以前の問題です。

私は、どんな種類の油であれ、「1g10円以上」のものを選ぶよう推奨しています。よく見るタイプの角型のガラス瓶（250g入り）のものだと、2500円ということになります。

調理油をスーパーの特売で買いためておくという人からは、「そんなに高い油なんて買えない！」といった声も聞こえてきそうですが、そういう人は普段の買い物を思い出してみてください。これまで食べ続けてきたマーガリン、高リノール酸油、子どもたちに買い与えてきた不健康な高トランス脂肪酸食品の数々をやめれば、このくらいのお金を工面するのはそれほど難しくはないはずです。

それに、少し値の張る貴重な油であれば、普段の料理にもたくさん使うことなく、大切に利用するのではないでしょうか。そうすれば、自然と〝油控えめ〟の健康的な食生活にもなって、いいことずくめだと思います。

これからは「サ」の代わりに「クリルオイル」を

「マ」(豆類)、「ゴ」(ゴマなどの種実類)、「ワ」(ワカメなどの海藻類)、「ヤ」(野菜)、「サ」(魚介類)、「シ」(シイタケなどのキノコ類)、「イ」(イモ類)。これらの「マゴワヤサシイ」をふんだんに使った、健康的な食事をとりましょう——。

これが、講演会や著書などを通じて私がお伝えしてきたこれまでの考え方でした。しかし残念ながら、日本周辺の海は汚染が進む一方です。特に、２０１１年の東日本大震災に伴う原発事故の影響で、どの海域であっても放射能汚染が決して無視できないレベルになっているのが現状です。

そうなると、どうしても気になるのが「サ」(魚介類)です。これまでは、マグロをはじめとする、食物連鎖の上位にいる大型の魚(有害物質の生物濃縮のせいで汚染度が高い)を避けつつ、腕の長さくらいまでの天然の青魚(イワシやアジ、サバなど)を選ぶように……とお伝えしてきましたが、今では大きさにかかわらず、またどの地域で水揚げされたかなども関係なく、積極的におすすめする気にはなれないのが正直なところです。

「サ」は何といっても、ＥＰＡやＤＨＡなどの動物性オメガ３の摂取源として、とても貴重な食材です。もちろん、亜麻仁油などからも植物性オメガ3をとることができますが、動物性オメガ3もあわせてとりたい人もいるかと思います。そこでおすすめしたいのが、「クリルオイル」です。

クリル（krill）はオキアミのことで、海に住む体長5㎝ほどのエビの仲間（甲殻類）です。特に、南極の冷たい海のオキアミからとった油には、いろいろなメリットがあります。

まずは、「汚染の心配がない」ことです。南極は世界で最も環境汚染の影響が少ない海域として知られています。しかも、オキアミは海の生態系の中で食物連鎖のかなり下のほうにいるので、オキアミ自体の汚染度も非常に低いわけです。

次に、「魚のオメガ3よりも吸収されやすく、しかも利用されやすい」ことです。これはクリルオイル独自の特徴で、人間の体で調べたカナダの研究でも示されています。

また、クリルオイルには赤い色素のアスタキサンチンが豊富に含まれているのも大きな特徴です。アスタキサンチンは強力な抗酸化物質のひとつで、オキアミ自身を日光の紫外線から守ると共に、クリルオイルのオメガ3の酸化も防ぎつつ、クリルオイルを摂取した私たち人間の体内でもさまざまな健康効果を示してくれます。

そして極めつけが、「魚のオメガ3より少量でも、魚のオメガ3より健康効果が強力」だということです。例えば、健脳効果が優れていたり、関節炎の炎症や痛みを抑えたり、月経前症候群（PMS）の心身の症状を軽減したりと、あらゆる面で魚のオメガ3以上の力を発揮することが確かめられているのです。

クリルオイルは、カプセルタイプのサプリメントを利用するのがよいでしょう。その場合は、▽油の抽出に有害な溶剤を使っていない▽トランス脂肪酸の心配がない▽植物性のカプセルを使用している……など、植物油と同じように良質なものを選ぶようにしましょう。

海に囲まれた島国の日本で、四季折々の海の幸を気軽に楽しめなくなってしまったのはとても残念ですが、自分たちの体は自分たちで守らなければなりません。これからは動物性オメガ3の代替摂取源として、クリルオイルもぜひ活用してみてください。

ココナッツ油は「毒そのもの」だった！

さて、亜麻仁油やエゴマ油などと並び、いつの間にかいろいろなところで目にするようになったのが「ココナッツ油」です。ココナッツ油に多い「中鎖脂肪酸」という成分が、体脂肪になりにくかったり、脳のエネルギー源として有効活用されたりする点に注目が集まっています。子どもの免疫力を高めたり体の成長を促進したりするという報告もあり、皆さんもすでに愛用されているかもしれません。

植物油であるにもかかわらず、常温（約24℃以下）で白く固まっているのが大きな特徴で、常温では液体の一般的な植物油に比べても、その違いは一目瞭然です。これは、ココナッツ油には飽和脂肪酸が多いことによります。

そんなココナッツ油について、ここでいくつか注意点をまとめておきたいと思います。

まず、安価な製品では過度に精製されていたり、高温で圧搾されていたり、水素添加（第2章を参照）が行われてトランス脂肪酸を含む恐れがあったりします。他の植物油と同じように、どんな製法でつくられているかをしっかりチェックしましょう。

次に知っておくべきは、ココナッツ油は決して〝中鎖脂肪酸100％の油〟ではないということです。割合としては全体の半分くらいで、残りは一般的な脂肪酸（長鎖脂肪酸）です。しかもそこには、積極的にとるべきオメガ3はほとんど含まれていません。

このため、たとえ中鎖脂肪酸が「エネルギーとして利用されやすい」といっても、ココナッツ油ばかりを大量にとっていれば油の過剰摂取になるのは明らかです。つまり、よかれと思ってせっせととっているうちに健康を害するという、笑うに笑えない事態にもなりかねないわけです。実際、伝統的にココナッツ油を常食するスリランカ人の多くで、肥満や動脈硬化のリスクが高まっているという報告もあります。

さらには、ハーバード大学の研究者がココナッツ油を「毒そのもの」（pure poison）であると主張しているのをご存じでしょうか。大学の講義でも、「ココナッツ油については警告しかない」「最悪の食べ物のひとつ」「ラードよりも危険」「8割以上が飽和脂肪酸」などと徹底的に批判しています。ちなみに、ラードに含まれる飽和脂肪酸の割合は4割弱、バターでも6割強であり、ココナッツ油はこうした動物性油脂をも上回るわけです。

そもそも、常温で固体の植物油なんて、日本の伝統的な食文化には存在しません。ココナッツという、熱帯地域でしかとれない植物の油をたくさんとるような食生活がかなり不自然だということは、冷静になって考えてみればすぐに気づけるはずです。

最近では、ココナッツ油などから中鎖脂肪酸のみを取り出した「ＭＣＴオイル」なども人気を博していますが、こんな不自然な油も使わないようにしましょう。

「トランス脂肪酸フリー」に潜む二重の落とし穴

近年、トランス脂肪酸の有害性が少しずつ知られるようになってきたせいか、日本で製造されたものでも、「トランス脂肪酸ゼロ」や「トランス脂肪酸フリー」などと書かれた市販の製品を見かけるようになりました。しかし、だからといってそういう製品を積極的に利用するのはおすすめしません。むしろ、この手の製品もできるだけ避けたほうが賢明です。

まず、第３章でもお伝えしたように、「ゼロ」や「フリー」と書かれていても、トランス脂肪酸を全く含まないというわけではないのは、日本も同じです。食品１００ｇあたり（もしくは１００㎖あたり）のトランス脂肪酸の含有量が０・３ｇ未満であれば、「０ｇ」と表示してもよいことになっているからです。要するに、１００ｇあたり０・29ｇのトランス脂肪酸を含む食品であっても、堂々と「トランス脂肪酸ゼロ」などと表示されているわけです。よかれと思ってこうした製品を選んでいると、いつの間にかトランス脂肪酸の摂取量が増えてしまう恐れさえあります。

ふたつめの理由は、植物油を固体化するという、トランス脂肪酸が発生しやすいような加工(水素添加)を行わない代わりに、パーム油などを使っているケースが多いからです。パーム油は、アブラヤシという植物の果肉からとった油で、植物油であるにもかかわらず常温で固体という特徴を持っています。これは、飽和脂肪酸が多いことによるものです。

どこかで見覚えがありませんか? そう、パーム油は、前述のココナッツ油とよく似ています。しかしココナッツ油は、ココヤシという別の植物の種子が原料となっている上に、同じ飽和脂肪酸でも種類がかなり違います(中鎖脂肪酸が多い)。一方のパーム油の成分は、ココナッツ油のような中鎖脂肪酸は少なく、どちらかというとヘット(牛脂)に近いことが知られています。

このように、「植物性だからヘルシー」などと思っていると、とんでもない目にあいます。ネットリしていたり、ドロッとしていたりする食品で「トランス脂肪酸ゼロ」や「トランス脂肪酸フリー」をうたっている製品には特に要注意です。例えば、ベジタリアン向けのカレールウなどが典型的で、パーム油を使っているケースが非常によくみられます。

アメリカ農務省(USDA)は2006年、パーム油が、トランス脂肪酸を含む水素添加油脂の代わりにはならない(パーム油も健康を害する)という研究結果をわざわざ公表しました。アメリカでも、トランス脂肪酸の削減策として、水素添加油脂の代わりにパーム油を用いるという傾向が強まったため、それを懸念しての公表だったわけです。

２０１７年には、ＥＵの食品安全機関（ＥＦＳＡ）もパーム油の健康リスクを改めて警告しています。ヨーロッパの食品産業でもパーム油が広く利用されていますが、ＥＦＳＡは、パーム油の製造時に２００℃を超える高温で精製すると、他の植物油よりも多くの発がん物質が発生することを特に主張しています。

油選びと同じくらい、加工食品を買うときには常に目を光らせておきましょう。

飽和脂肪酸の害は「血液ドロドロ」にとどまらない

せっかくですので、ここで飽和脂肪酸の問題についても整理しておくことにしましょう。一般に、動物性油脂（飽和脂肪酸が多い）に対する健康面へのイメージとしては「血液ドロドロ」とか「太る」といった程度のものかもしれませんが、飽和脂肪酸の悪影響はそれだけにとどまりません。

例えば、若年期に飽和脂肪酸の多い餌を摂取したマウスでは、脳の特定の部位の成熟に悪影響をもたらすことを、スイスなどの研究チームが明らかにしています。この脳の部位は人間でも若年期に成熟することが知られており、記憶や計画、注意、衝動制御、社会行動などを司っています。正しく機能しないと、複雑な学習に対処できなくなるほか、攻撃性や幼児性、衝動性など、認知機能低下や人格の変化がみられるといわれています。また、成人期マウスでは脳への直接的な影響はみられず、明確な変化は「肥満」であったこともこの研究で分かっています。若年世代ほど、飽和脂肪酸による脳へのダメージを受けやすいことを示唆するものです。カナダで行われたマウスの研究では、飽和脂肪酸の多い餌を与えて12週間（約3ヶ月）で、肥満や糖尿病の前兆のほか、うつ行動や不安行動、強迫行動などがみられるようになったことが分かっています。こうした悪影響は、オレイン酸（オリーブ油）の多い餌では観察されなかったといいますから、飽和脂肪酸独自の悪影響のようです。

飽和脂肪酸の中でも、パーム油などに多いパルミチン酸が体内時計を狂わせるという、アメリカの研究もあります。

私たちの体内では、約24時間の周期でさまざまな生命活動が変動し、コントロールされています。この周期を保つための仕組みが体内時計です。近年では、このような体内時計が全身の細胞ひとつひとつに備わっていて、それぞれが協調しながら時間を刻んでいるのではないかと考えられています。

この研究によると、パルミチン酸を摂取すると体内の一部の細胞だけが別の時間帯を構築してしまうことで、体がどの時刻を目安にすればよいか分からなくなり、一種の「時差ボケ」の状態になるというものです。また、パルミチン酸による炎症の増大や体内時計の混乱に対し、「高オメガ3（DHA）がそれぞれを阻止することも分かっています。こんなところからも、「高オメガ3」と「低飽和脂肪酸」の重要性がうかがい知れるわけです。

コンビニスイーツの「隠れトランス脂肪酸」にご用心！

マーガリンやショートニングなどに含まれるトランス脂肪酸が、健康を害する最悪のものだということは、皆さんもよく分かっていただけたかと思います。これからは、ご家庭でマーガリンを使うのをやめたり、マーガリンやショートニングの入ったものを食べないようにしたりすることでしょう。また、すでに実践しているかもしれません。

しかし、残念ながらそれだけでは不十分です。例えば、身近なスイーツのほとんどが「トランス脂肪酸まみれ」だという事実を、改めて認識していただく必要があります。特に、コンビニスイーツを愛してやまないという方は要注意です。

ここで、第2章でもお伝えした内容を再度復習しておきましょう。

基本的に、パッケージに入ったクッキーやビスケットなどの焼き菓子類は、「マーガリン」や「ショートニング」、「植物油脂」の巣窟です。これらを含まない製品を探すことのほうが難しいかもしれません。また、これらの代わりにたとえ「バター」が使われていたとしても、それは飽和脂肪酸の摂取源であると共に〝百害あって一利なし〟の乳製品であることも忘れてはなりません。

また、ケーキやデザートなどの裏側にある原材料のラベルを、一度よく見てみてください。「ファットスプレッド」「加工油脂」「植物油脂」などと書かれていないでしょうか？　もし書かれていたら、どれもトランス脂肪酸が含まれている可能性が非常に高いものです。それが原材料の順番で先頭に近ければ近いほど、多く使われている（トランス脂肪酸のリスクが高い）ことを意味します。ちなみに、包装されたシュークリームやエクレアの類は、ほぼ１００％の製品に「ファットスプレッド」の表記を先頭付近に見かけます。

あとは、曲者が「ホイップクリーム」や「ラクトアイス」、「アイスミルク」です。何となく、「生クリーム」や「アイスクリーム」のことだと思ってしまいがちではないでしょうか。そもそも、生クリームやアイスクリーム自体も「悪しき乳製品」なので、食べないに越したことはないわけですが、第２章でもお伝えしたように、ホイップクリームは生クリームの代用品、ラクトアイスやアイスミルクは偽物のアイスクリームであり、乳製品にプラスして、それぞれに「植物油脂」が使われています。

市販の安価なチョコレートの多くにも、多かれ少なかれ「植物油脂」がよく使われています。本来はココアバター（カカオ豆から搾った油脂）が使われるのですが、低コストの代用油脂となっているのが植物油脂です。

「植物油脂」＝「植物油」と判断してしまいそうですが、植物油脂は、植物油に別の成分を加えて製造した油脂類の総称で、水素添加油脂もこれに該当します。つまり、植物油を加工してクリーム風にしてあるものなので、加工の途中でトランス脂肪酸が発生している恐れがあるわけです。

このように、市販の菓子類は「隠れトランス脂肪酸」の温床となっています。そうでなくても、白砂糖や精白小麦粉、乳製品、それに食品添加物などがふんだんに使われており、私たち大人はもちろんのこと、子どもたちの健康をことごとく蝕むものです。スイーツの類を全く食べるなとは言いませんが、製菓業界は皆さんの体を守ってはくれません。家族が口に入れるものには常に気をつけるようにしましょう。

子ども特有のトランス脂肪酸のリスクもある

ここで皆さんは、「乳幼児向けの食品は、さすがにいろいろ配慮されているだろう……」と思われるかもしれません。ところが残念ながら、全く配慮されていないのです。

例えば、生後9ヶ月頃からの赤ちゃんが摂取対象となっているベビーフードのクッキーは、原材料の最初が「小麦粉」、次は「ショートニング」になっています。皆さんはもはや、小さな子どもにこんなものを食べさせようとは思わないでしょう。トランス脂肪酸の害に対する知識がないというのも一因かもしれませんが、いずれにせよ製菓業界は、小さな子どもたちの体さえも守ってはくれないのだということです。

そして、もう少し大きくなった子どもも、そこから10年以上にわたって特有のリスクにさらされ続けることになります。それは、保育園や幼稚園、小学校や中学校で提供される「給食」です。

給食の最大の問題は、「食パン＋マーガリン」の組み合わせです。最近では米飯給食が見直されつつあるとはいうものの、コメ以外の主食、特にパン給食も依然として多いのが現状です。ここまで読んでくださった皆さんであれば、「学校給食で提供されるパンは、市販のパンとは違って安心安全」などという淡い期待すら抱かないことでしょう。

案の定、その大半は、ポストハーベスト（収穫後の農薬散布）の残留農薬が懸念される、海外から輸入された精白小麦粉を原料に、ショートニングやマーガリン、砂糖、各種添加物がふんだんに使われたパンです。そこへ、さらにマーガリンを塗り、極めつけは牛乳で流し込むようにして食べる……。1日の食事のうち、給食の1食分で子どもたちが摂取してしまう、トランス脂肪酸をはじめとする「よからぬもの」の量や種類は、もはや想像するのも恐ろしいくらいです。なお、給食に潜む数々の問題については、次の章で改めて解説することにします。

この章のしめくくりとして、トランス脂肪酸対策に役立つ、とっておきの情報をお伝えしておきましょう。

2018年に、トランス脂肪酸の害に関する私の取材記事が『週刊新潮』に2週連続で掲載されたのですが、その際に、トランス脂肪酸を多く含む市販のパンがワースト（含有量の多い順）のランキング形式で紹介されていました。しかも、製パン会社の名前と製品名まで明記された「実名入り」の告発記事です。実際、この記事は大きな反響を呼び、トランス脂肪酸以外の高リスク食品や医薬品にいたるまで、「告発シリーズ」が何週にもわたって続くこととなりました。

出版社から転載の許可を頂きましたので、「実名リスト」を紹介しておきたいと思います。皆さん自身やご家族を守るために、ぜひ参考にしてください。結局のところは、包装された食パンや菓子パンの類を、今後はいっさい食べないようにすればいいだけの話です。

なお、幼稚園で先生をしている知人がこの記事を読んだ後、1包装あたりのトランス脂肪酸が多い順でワースト1位の「スナックスティック」（山崎製パン）は、園児の中でも一番人気なのだと言っていました。この手の話で犠牲になるのはいつも、何の罪もない小さな子どもたちであることが、本当に不憫《ふびん》でなりません。

（『週刊新潮』2018 年 6 月 14 日号より）

順位	会社名	商品名	トランス脂肪酸（g）	1個もの
23	フジパン	エイトドーナツレモン	0.52	
		北海道産小豆のあんタルト	0.52	
24	山崎製パン	コッペパン（はちみつ&マーガリン）	0.5	
		コッペパン（ピーナッツクリーム）	0.5	
		アップルパイ	0.5	
	フジパン	瀬戸内レモンタルト	0.5	
	敷島製パン	北海道産クリームチーズのタルト	0.5	
		濃厚テリーヌ北海道メロン	0.5	
		ハムからしマヨネーズ	0.5	
		チョコチップメロンパン	0.5	
		扇バウム５個入	0.5	
		種子島スイート安納いも５個入	0.5	
		スイートマロン５個入	0.5	
		しっとり抹茶５個入	0.5	
		しっとりみるく５個入	0.5	
		十勝バターロール５個入	0.5	
25	フジパン	ホイップまろやか　クリームドーナツ	0.48	
26	フジパン	銀のチョコドーナツ	0.47	
27	フジパン	ダブルクロワッサン　クリームサンド	0.46	
28	フジパン	ブラックペッパー香るチーズパン	0.41	
29	山崎製パン	ナイススティック	0.4	
		コッペパン（ジャム&マーガリン）	0.4	
		コッペパン（つぶあん&マーガリン）	0.4	
		十勝産小豆のつぶあんコッペパン	0.4	
		スペシャルサンド	0.4	
		ソフトフレッシュ	0.4	
		まるごとソーセージ	0.4	
		スイートブール	0.4	
		大きなメンチカツドーナツ	0.4	
		もっちわ	0.4	
		シューロールケーキ（４）	0.4	
		塩バターフランスパン７枚入	0.4	
		ランチパック　ピーナッツ	0.4	
	敷島製パン	ロングライフ　クリームパン	0.4	
		ホイップで食べるパンケーキ　ミルク&カスタード	0.4	
		チーズクリームパイ	0.4	
		スイートポテトパイ	0.4	
		濃厚テリーヌショコラ	0.4	
		うずまきデニッシュ	0.4	
		国産小麦の白いチーズパン	0.4	
		ジューシートマトピザ	0.4	
		おいしいシューロール　カスタード&ホイップ	0.4	
		ハムたまご４個入	0.4	
		クロワッサン４個入	0.4	
30	フジパン	バター香るデニッシュ	0.39	

※１包装あたりのトランス脂肪酸（g）
★１包装あたり１個のもの（20 位まで）

図 19　1包装あたりのトランス脂肪酸ランキング

順位	会社名	商品名	トランス脂肪酸（g）	1個もの
1	山崎製パン	スナックスティック９本入	2.7	
2	山崎製パン	シュガーロール５個入	2.5	
3	フジパン	コッペパン～アーモンドクリーム～	2.2	★
4	フジパン	ふんわりソフトパンケーキ３個入～玄米ミルクホイップ～	2.19	
5	山崎製パン	アメリカンファッションドーナツ（５）	2	
	敷島製パン	パイ饅頭５個入	2	
6	フジパン	牛乳コッペ～抹茶クリーム～	1.79	★
7	フジパン	デニッシュドーナツ４個入	1.6	
	敷島製パン	スナックパンはちみつレモン８本入	1.6	
8	山崎製パン	大きなチョコチップメロンパン	1.4	★
9	山崎製パン	ケーキドーナツ（４）	1.2	
10	山崎製パン	ずっしりカスタードクリームデニッシュ	1.1	★
		チョコチップスナック８本入	1.1	
11	山崎製パン	ずっしり小倉デニッシュ	1	★
		十勝バターブレッド	1	
		チーズスフレ	1	
	敷島製パン	ふわパン　フロマージュ	1	★
12	山崎製パン	ホワイトデニッシュショコラ	0.9	★
		デニッシュブレッドマイルド	0.9	
	敷島製パン	国産小麦のメープルメロンパン	0.9	★
13	山崎製パン	ミニスナックゴールド	0.8	★
		ローズネットクッキー	0.8	★
	敷島製パン	スナックパンチョコ８本入	0.8	
14	山崎製パン	まるごとバナナ	0.7	★
	フジパン	黒糖スティック～メープル&マーガリン～	0.7	★
		銀チョコクロワッサン　きなこ	0.7	★
	敷島製パン	ロングライフ　棒チョコデニッシュ	0.7	★
		シナモンロール	0.7	★
		サンドロール　ダブル十勝ミルク	0.7	★
15	山崎製パン	薄皮クリームパン５個入	0.69	
16	フジパン	じゅわっとシナモンシュガーシュクレ	0.65	★
		クロワッサンプラス　マーガリン入５個入	0.65	
17	フジパン	ちぎりパンヨーグルト	0.64	★
18	フジパン	チョコバナナリング	0.63	★
19	山崎製パン	大きなメロンパン	0.6	★
		オールドファッションドーナツ（チョコ）	0.6	★
		ぷにたま（ミルク）	0.6	★
		レモナック	0.6	★
	敷島製パン	ちぎってシナモン	0.6	★
		サンドロール　チョコレート	0.6	★
		瀬戸内産レモンのタルト	0.6	★
		ホイップメロンパン　北海道メロン	0.6	★
		黒糖食卓ロール６個入	0.6	
20	フジパン	アーモンドエヴァンタイユ	0.59	★
21	フジパン	あらびきウインナークロワッサン４個入	0.56	
22	フジパン	レーズンクロワッサンプラス　マーガリン入５個	0.55	

（『週刊新潮』2018年6月21日号より）

順位	会社名	商品名	トランス脂肪酸（g）	脂質（g）	脂質20 g以上
18	フジパン	瀬戸内レモンタルト	0.5	16.2	
	敷島製パン	北海道産クリームチーズのタルト	0.5	21.8	★
		濃厚テリーヌ北海道メロン	0.5	21.9	★
		ハムからしマヨネーズ	0.5	28.9	★
		チョコチップメロンパン	0.5	16	
19	フジパン	ホイップまろやか　クリームドーナツ	0.48	17.6	
20	フジパン	銀のチョコドーナツ	0.47	27.2	★
21	フジパン	ダブルクロワッサン　クリームサンド	0.46	20	★
22	タカキベーカリー	スイートチョコデニッシュ	0.45	9.51	
23	フジパン	ブラックペッパー香るチーズパン	0.41	17.2	
24	山崎製パン	アメリカンファッションドーナツ（5）	0.4	12.4	
		ナイススティック	0.4	22.9	★
		コッペパン（ジャム&マーガリン）	0.4	25.7	★
		コッペパン（つぶあん&マーガリン）	0.4	19.3	
		十勝小豆のつぶあんコッペパン	0.4	18.4	
		スペシャルサンド	0.4	12.4	
		ソフトフレッシュ	0.4	25.2	★
		まるごとソーセージ	0.4	26.7	★
		スイートブール	0.4	14.1	
		大きなメンチカツドーナツ	0.4	34.4	★
		もっちわ	0.4	18.1	
	フジパン	デニッシュドーナツ4個入	0.4	14.8	
	敷島製パン	パイ饅頭5個入	0.4	7.3	
		ロングライフ　クリームパン	0.4	21.7	★
		ホイップで食べるパンケーキ ミルク&カスタード	0.4	15	
		チーズクリームパイ	0.4	37.5	★
		スイートポテトパイ	0.4	35.5	★
		濃厚テリーヌショコラ	0.4	21.7	★
		うずまきデニッシュ	0.4	25.8	★
		国産小麦の白いチーズパン	0.4	13.4	
		ジューシートマトピザ	0.4	11.2	
		おいしいシューロール　カスタード&ホイップ	0.4	15.9	
25	フジパン	バター香るデニッシュ	0.39	21.7	★
26	タカキベーカリー	スイートデニッシュブレッド（つぶあん）	0.38	9.18	
27	山崎製パン	スナックスティック9本入	0.3	4.6	
		ケーキドーナツ（ココアとプレーン各2個入）	0.3	12.4※1 10.6※2	

★1個あたりの脂質が20g以上のもの　　※1 ココア　※2 プレーン

図 20　1個あたりのトランス脂肪酸ランキング

順位	会社名	商品名	トランス脂肪酸（g）	脂質（g）	脂質20 g以上
1	フジパン	コッペパン～アーモンドクリーム～	2.2	18.9	
2	フジパン	牛乳コッペ～抹茶クリーム～	1.79	13.8	
3	山崎製パン	大きなチョコチップメロンパン	1.4	15.8	
4	神戸屋	アーモンドフランス	1.14	19.6	
5	山崎製パン	ずっしりカスタードクリームデニッシュ	1.1	22.9	★
6	山崎製パン	ずっしり小倉デニッシュ	1	13.9	
	敷島製パン	ふわパン　フロマージュ	1	19.6	
7	山崎製パン	ホワイトデニッシュショコラ	0.9	27.8	★
		デニッシュブレッドマイルド	0.9	38.3	★
	敷島製パン	国産小麦のメープルメロンパン	0.9	19.9	
8	山崎製パン	ミニスナックゴールド	0.8	29.9	★
		ローズネットクッキー	0.8	34.3	★
9	タカキベーカリー	デニッシュブレッドマイルドブレッドスイート	0.75	9.91	
10	フジパン	ふんわりソフトパンケーキ～玄米ミルクホイップ～	0.73	4.5	
11	山崎製パン	まるごとバナナ	0.7	21.9	★
	フジパン	黒糖スティック～メープル&マーガリン～	0.7	16.6	
		銀チョコクロワッサン　きなこ	0.7	26.4	★
	敷島製パン	ロングライフ　棒チョコデニッシュ	0.7	19.9	
		シナモンロール	0.7	20.2	★
		サンドロール　ダブル十勝ミルク	0.7	12.6	
12	フジパン	じゅわっとシナモンシュガーシュクレ	0.65	15.5	
13	フジパン	ちぎりパンヨーグルト	0.64	15.7	
14	フジパン	チョコバナナリング	0.63	14.2	
15	山崎製パン	大きなメロンパン	0.6	14.2	
		オールドファッションドーナツ（チョコ）	0.6	32.8	★
		ぷにたま（ミルク）	0.6	10.1	
		レモナック	0.6	9.9	
	敷島製パン	ちぎってシナモン	0.6	16.3	
		サンドロール　チョコレート	0.6	19.2	
		瀬戸内産レモンのタルト	0.6	26.8	★
		ホイップメロンパン　北海道メロン	0.6	14.9	
16	フジパン	アーモンドエヴァンタイユ	0.59	19.6	
17	フジパン	エイトドーナツレモン	0.52	22.8	★
		北海道小豆のあんタルト	0.52	16.7	
18	山崎製パン	チーズスフレ	0.5	11.5	
		シュガーロール５個入	0.5	9.9	
		十勝バターブレッド	0.5	5.75	
		コッペパン（はちみつ&マーガリン）	0.5	21.5	★
		コッペパン（ピーナッツクリーム）	0.5	21.8	★
		アップルパイ	0.5	28.8	★

第5章

子どもたちと一緒に取り入れたい食習慣

家庭のコメ離れを助長し続ける「パン給食」

ここからは、油以外の食習慣のポイントについてお話ししていきたいと思います。

正直なところ、前章でお伝えした「油」のとり方を徹底するだけでも、毎日の食事のレベルは格段にアップします。しかし、子どもたちや家族の健康を考えるなら、やるべきことはまだたくさんあります。とはいえ、具体的な実践方法自体は、どれもいたってシンプルです。むしろ、最大のポイントは「やるかやらないか」、つまりは皆さんしだいなのです。

まずは前章から引き続いて、子どもたちの食生活、さらには各家庭の食生活にも直結する話として、給食の問題を指摘していくことにしましょう。最初に断言しておきたいのは、「パンをやめてコメを食べましょう」ということです。

学校給食に関する調査では、主食にコメのご飯がほぼ毎日出されるという「完全米飯給食」を実施している自治体が、47都道府県のうち16府県、計26市町しかないことが分かっています（2011年8月時点）。全国の市町村の総数は1700強ですから、そのうちの26だと、わずか1・5％ということになります。

さらに、1週間あたりの米飯給食の回数を学校数で見てみると、週4回の学校でも全体の4分の1弱にすぎず、週3回の学校が4割以上を占めていることが分かります（**図21**）。

米飯が出されない日は、その代わりに小麦粉食品、特にパンや麺類が主食の代わりになっているわけですが、これは一般家庭の食生活にも同じことがいえます。

図 21　回数別にみた米飯給食の実施状況（2016 年度）

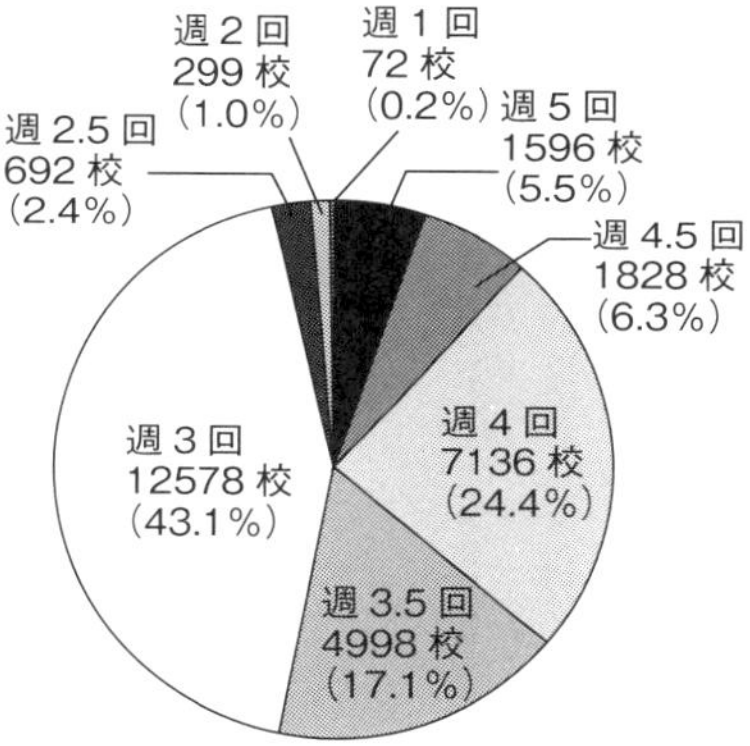

（国公私立の小中学校、特別支援学校などの計 29,200 校を対象）
（文部科学省ホームページを参考に作成）

図 22　コメとパンの消費金額の推移

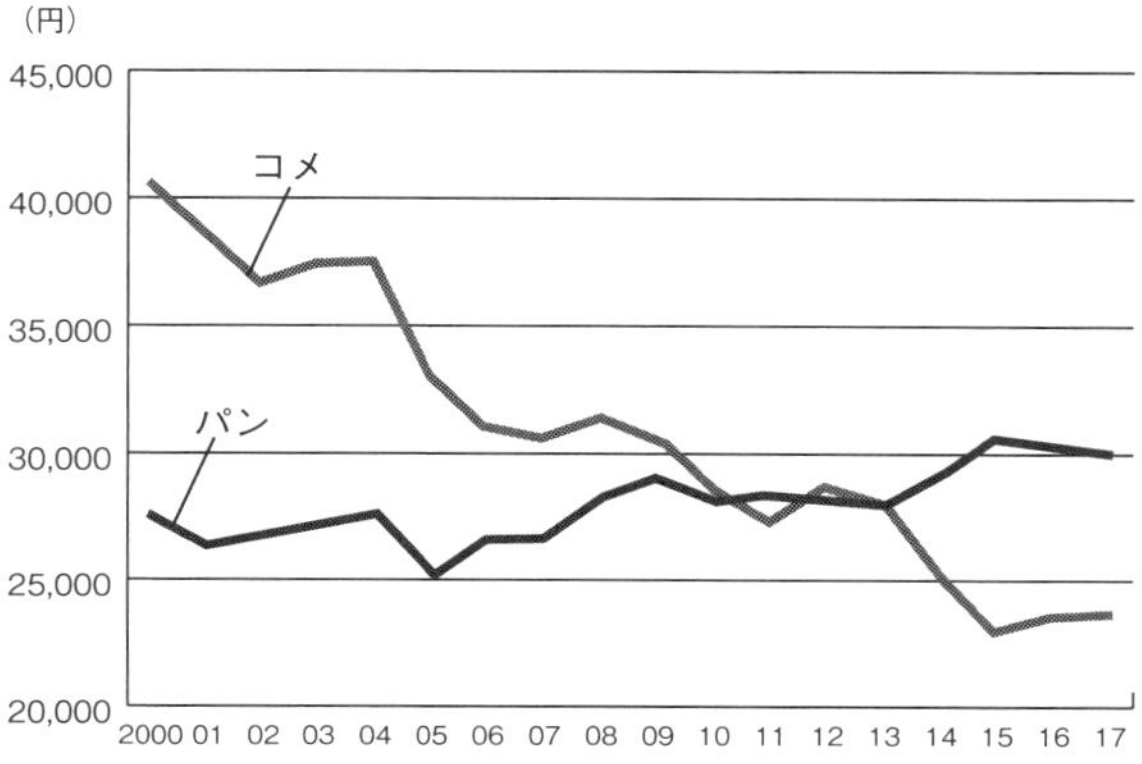

（総務省統計局ホームページを参考に作成）

総務省が行った「家計調査」（2人以上の世帯）の結果、2011年に、日本の一般家庭におけるパンの消費額が初めてコメを上回ったことが報告されています（**図22**）。グラフを見れば、その後も「コメ減・パン増」の傾向が続いていることが分かります。その理由のひとつとして、子どものころからパンに慣れ親しんで育った世代が、今や人口の大半を占めるようになったことが指摘されています。

子どもたちからしてみれば、家でも学校でもコメを食べる機会が減っているわけであり、実に由々しき事態です。

学校給食でのパンの提供は、もとはといえば、GHQが戦後に行った「小麦戦略」によるものです。戦時中にアメリカで生産された余剰作物のはけ口として日本の学校給食が利用され、パンに合わせた洋食の献立が組み込まれて、各家庭にとっても〝憧れの欧米食の見本〟となっていったわけですが、そこから半世紀以上の年月が経過した今も、いわばそれが慣習的に続けられているようなものです。

その犠牲になっているのが何の罪もない子どもたちだと思うと、まさに憤懣《ふんまん》やるかたなしといったところです。

パンを主食にするのは今日からやめよう

一般に、欧米のパンは水と塩だけで小麦粉をこねることが多いのが特徴です。これに対し、日本のパンの大半は、それに加えて砂糖や乳製品のほか、マーガリンやショートニングなどの油脂類、食品添加物などが使われています。

これとは対照的に、コメのご飯の場合、材料はコメと水だけです。炊き込みご飯などは別として、基本的には何の味付けもしません。それなのに、大人も子どもも、誰もがおいしいと感じます。しかも、好き嫌いの多い子どもでも「コメが嫌いで食べない」という話は聞いたことがありません。主食をパンではなくコメにするだけで、子どもたちの健康を害するさまざまな要素を、いとも簡単に排除できるわけです。

それにもかかわらず、パンはコメに代わる存在となっています。食パンをトーストして、マーガリンを塗って食べるという朝食風景が、日本の多くの家庭ですっかり定着しています。昼食を「パンで軽めに済ませる」人がいたり、「今夜は洋食メニューだからパンに」したりするのも、いたって普通の習慣となってしまっています。

これが決して普通ではないことに、多くの人が気づいていません。そして、こうした現状をつくり出した元凶が給食だといっても過言ではないのです。

どうしてもパンが食べたいのなら、主食ではなく「間食」として、必需品ではなく「嗜好品」として、その質や量、頻度に気をつけながら食べるようにしましょう。例えば、週末だけの楽しみにする、原材料にこだわったパン屋で買うようにする、1食あたり何個までにする……などといったように、ご家族でルールをつくってみてはいかがでしょうか。

少なくとも、パンを米飯代わりの主食にするのは今日からやめましょう。

「白いご飯」ではなく「茶色いご飯」を食べよう

パンをやめてコメを食べるのと合わせて、家庭でストックしているコメを白米から玄米に切り替えましょう。白米と玄米では「全く別の食べ物」だと思ってください。

近年の日本人のコメ離れを助長している一因に、ダイエットを目的とした「糖質制限ブーム」があります。まさか子どもたちに糖質制限をさせている人はいないかと思いますが、私たち大人も含めて、糖質制限は絶対にやめましょう。「穀物やイモ類をいっさいとらない」などといった極端な糖質制限を長期的に行っても、効果がないばかりか「死」に直結することが、最近では世界の常識になりつつあります。

例えば、糖尿病の人が治療の一環として、あくまでも短期的に取り組むのであればまだ理解できますが、それ以外で行うのは自殺行為です。本当に命にかかわります。糖質制限を行ったせいで亡くなっている人が、日本にも実際にいるのです。

「糖質を食べると太る／糖尿病になる」のは、糖質を体内で適切に利用するためのミネラルやビタミンが絶対的に不足しているからです。また、糖質は単にエネルギー源となるだけでなく、細胞の部品となったり、男性ホルモンや女性ホルモンがつくられるときのスイッチ役となったりするなど、さまざまな重要な働きを担っています。白米の場合、精米を通じて糠や胚芽が取り除かれているわけですが、ミネラルやビタミンは、まさにこの糠や胚芽の部分に集中して含まれているため、白米が「糖質のかたまり」と化してしまうわけです。つまり、正確には「白米を食べると太る／糖尿病になる」のであって、実践すべきは糖質制限ではなく「白米制限」なのです。

糖尿病の原因は糖ではなく「脂肪のとりすぎ」

ところで、糖尿病といえば血糖値の上昇（高血糖）を伴う病気であることは一般的にもよく知られているかと思いますが、血糖値が高くなるのは糖尿病の原因ではなく、あくまでも「結果」にすぎないことをご存じでしょうか。このため、血糖値を下げるべく糖質制限をせっせと行ったところで、多少の改善がみられたとしても、いつまでたっても根本的な治癒にはいたりません。

本来であれば、糖は細胞にとって、エネルギー源として最も利用しやすい（取り込みやすい）栄養素です。それにもかかわらず、糖が細胞内にうまく取り込まれない状態が糖尿病です。その結果、糖が血液中にあふれかえり、血糖値が上がってしまうというわけです。

血液中では糖が余っているのに、細胞内では足りていない……。こんな矛盾が生じるのは、ホルモンのインスリンが正しく働かないからです。インスリンは糖を細胞内に取り込む際に必要となりますが、糖尿病だと、インスリンはつくられているのにきちんと働かず、糖が細胞内に取り込まれなくなります。インスリンが働かない（効きが悪い）状態を「インスリン抵抗性」といいますが、この原因が、実は糖ではなく「脂肪のとりすぎ」であることは意外に知られていないはずです。

実際、糖ではなく脂肪の多い食事を摂取すると、わずか2日で、糖尿病と診断されるほど血糖値が異常に高まることが知られています。脂肪をとりすぎると、体内で脂肪をためておく専門の細胞（脂肪細胞）に過剰に蓄積し、この細胞が肥大化します。すると、この細胞からさまざまな物質が放出され、糖が取り込まれにくくなる（インスリン抵抗性が高まる）のです。このメカニズムは非常に複雑なのですが、その犯人が「過剰な脂肪」であることは間違いありません。

ちなみに、白米を食べると糖尿病のリスクが高まる一方で、玄米は逆にリスクを下げること、細胞が糖を利用する（インスリンが働く）際に不可欠な、ミネラルのマグネシウム（玄米に豊富）の摂取量が増えるごとに糖尿病のリスクが下がることなども、それぞれ多くの研究で実証されています。やはり、行うべきは「白米制限」なのだということです。

なお、糖質制限で肉類の摂取量が増えると、必然的に動物性脂肪の過剰摂取にもつながり、インスリンの効きがどんどん悪くなっていくことになります。悪循環とはまさにこのことです。それに、糖尿病の合併症の最たるものが「がん」であることも、世間ではほとんど知られていないのではないでしょうか。これが、「サイレント・キラー」と呼ばれるゆえんでもあります。

子どもや若者の間でも糖尿病が増加している昨今。ご家庭での玄米習慣が、ご夫婦やお子さんも含めた、家族みんなの健康につながっていくのです。

脂肪への依存性も玄米が断ち切ってくれる！

厚生労働省が発表した2015年の都道府県別平均寿命では、沖縄県の女性は全国7位、男性ではなんと36位にまで後退していました。かつては男女とも全国1位を誇った「長寿県」でしたが、その姿はすっかり変わり果てています。また、沖縄県は65歳未満の死亡率が男女ともに全国ワーストになっていて、このままでは平均寿命もさらに下がるばかりか、〝短命県〟の常連にさえなりかねません。

こんな深刻な事態の解決手段としても、やはり「玄米」が大きな鍵を握っているのです。というのも、戦前の沖縄は、白米ではなく玄米を食べるのが当たり前だったそうです。戦争を経て無事に生き残った人たちは、玄米食の習慣もそのまま続けました。それを受け継いだのが現在の長寿世代で、今でも玄米を常食しているといいます。この世代は見た目も若々しく、肌つやもよく健康的です。これとは正反対に、その習慣を捨ててしまった世代にはメタボが一気に広まり、男性では肥満率も全国ワースト、死亡率も激増してしまったという、実に対照的な構図になっているのが現在の沖縄の姿です。

そもそも日本では全国的に、玄米→白米→食の欧米化という段階的な流れを経て、生活習慣病が徐々に増加してきたわけですが、沖縄の場合は戦後にアメリカの統治時代があったため、玄米から白米化と食の欧米化が一気に進みました。このせいで、健康への悪影響が本土の人よりもはるかに急速かつ甚大になってしまったのではないかと考えられます。

そんな沖縄の琉球大学で、穀物の中でもコメだけ、しかも白米ではなく玄米にしか含まれていないという、独自の有用成分の研究が進められています。それは「ガンマオリザノール」という物質です。この物質は、膵臓の機能を回復させたり炎症を抑えたりすることによって、糖尿病を予防・改善するだけでなく、完治さえも可能であることが示されています。

さらに注目すべきは「脂肪への依存性を断ち切る」という効果です。

依存症といえば、アルコールやタバコ、麻薬などのほか、近年ではギャンブルや買い物、スマートフォンやゲームなどへの依存もよく知られるようになりましたが、脂肪、特に動物性脂肪の依存も実際に存在します。また、動物性脂肪は麻薬をもしのぐほどの依存性があることが分かっており、薬物依存やアルコール依存よりも脱却が困難であるといいます。こうした依存性の継続が認知機能を低下させ、認知症を引き起こすことも知られるようになっています。

しかし、玄米に含まれるガンマオリザノールは、脳に働きかけることによって、この依存性や食欲の暴走を断ち切ってくれるのです。いわば玄米食は「満足しない脳」を「足るを知る脳」に改心させるわけです。この働きを通じた認知症の予防や完治も期待されています。

ガンマオリザノールは他にも、腸からの脂肪の吸収を抑制したり、腸内細菌のバランス（腸内フローラ）を改善したりする作用も確かめられています。前述のように、他の穀物でも白米でもダメで、これらはいずれも、玄米を食べることで初めて得られる効果なのです。

玄米ご飯は「噛むトレーニング」にも最適

少し話がそれましたが、要するに、精米せずに玄米を食べればいいだけの単純な話です。玄米にはミネラルやビタミン、食物繊維が豊富に含まれており、糖質を体内で有効活用できます。食物繊維は血糖値の急上昇を防ぐだけでなく、全身で驚異的なパワーを発揮します（これについては後述します）。やわらかい白米ご飯とは異なり、噛みごたえのある玄米ご飯をよく噛んで食べれば「満腹ホルモン」の分泌が刺激されて適量で満足するため、食べすぎも防ぐことができます。一石何鳥ものメリットがあり、まさに言うことなしです。

特に子どもたちにとっては、「噛むトレーニング」にもなります。

よく噛んで飲み込むという一連の作業には10種類以上の脳神経がかかわっています。そこでは、嗅覚や味覚の神経（食べ物の香味や安全性を確かめる）、視覚の神経（食べ物の見た目や距離、噛む強さを判断する）、耳の奥の神経（噛んだ時の音で食べ物の硬さを認識する）、舌の奥の神経（唾液腺を刺激する）のほか、複数の神経が連携することによって、顔や顎、舌、のどのほか、首から背中にかけての大きな筋肉の動きまでコントロールされているのです。つまり、普段の食事で「よく噛んで飲み込む」ことが十分に行われないと、こうした神経や筋肉の働きの全てに支障をきたすことになってしまいます。

そもそも、食事というものはもっと普遍的であるべきです。糖質制限のように、一過性のブームにふりまわされるものであってはなりません。

例えば、外食で「白いご飯」をたまに食べる程度なら問題ないでしょう。まずは、「1日の食事でとる主食の半分を玄米にする」ことを目標に、家庭で常備するコメを白米から玄米に替えることから始めてみましょう。農薬の心配がないものを選べば完璧です。

日本人は何千年にもわたって玄米を食べてきた

1965年に公開された黒沢明監督の映画『赤ひげ』は、江戸時代中期（18世紀前半）に徳川政府が設立した、とある養生所を舞台とした物語です。映画では、三船敏郎扮する養生所の医師が、太って体調を崩してしまった徳川将軍に対して食事を改善するようアドバイスするシーンがあります。その内容は、「鶏肉や鶏卵は食べてはいけない。魚は適量にとどめる。白米は食べてはいけない。これは毒である。麦3割・玄米7割のご飯にし、この食事を3ヶ月間続けるように」……というものでした。「茶色いご飯」を推奨しているのはもちろん、「白米は毒」と言い切っているのが実に痛快で、なおかつ的を射ています。

江戸時代に流行したことから名づけられた「江戸患い」は、ビタミンB1欠乏症の脚気《かっけ》のことです。この徳川将軍も、おそらく脚気《かっけ》を発症していたものと考えられます。脚気では神経障害や心臓の機能低下などがみられ、重症の場合は死にいたることが知られています。精米する習慣が江戸時代に広まると共に、玄米ではなく白米が好んで食べられるようになったことが原因とされていますが、それ以降、日本では何と１９５０年代まで、つまり戦後に入ってからも、脚気による死亡例が多くみられたのです。

その背景には、脚気がビタミンＢ１欠乏症であること、その原因が「精米」にあることが、近年になるまで明らかにされなかったという〝黒歴史〟があります。

明治時代の初期、日本の海軍や陸軍で多くの兵士が脚気を発症し、軍隊が機能しなくなっていたことがありました。当時、海軍の軍医を務めていた高木兼寛《たかきかねひろ》は、白米が脚気の犯人なのではないかと疑い、白米を麦に替えれば脚気を防げるかもしれないと推測したのです。海軍はその後、白米を麦に替えた結果、脚気患者や脚気による死者を激減させることに成功しました。

これとは対照的だったのが陸軍です。陸軍の軍医を担当していたのは森鷗外で、高木兼寛の主張を批判し、「脚気の原因は細菌である」と考えていたことから、食事内容に関心を示すことはありませんでした。その結果、陸軍では脚気患者が４万人以上にのぼり、死者も４千人に達したといいます。

とはいえ、「コメはＮＧで麦ならＯＫ」というわけではありません。麦の場合、精白してもビタミンＢ１が残存するため、幸運にも、半ば偶然に脚気を防ぐことができていただけです。要するにここでも、白米をやめて玄米を食べればいいだけの話だったわけです。

日本で農耕が始まったのは縄文時代とされていて、短く見積もっても今から数千年前にさかのぼります。当時はもちろん現代のような精米技術もなく、玄米もしくはそれに近い状態で食べていたと考えられます。また、奈良時代も玄米が一般的であり、これに合わせてアワやヒエ、キビなどの雑穀類も食べていたことが分かっています。こうした食生活は平安時代や鎌倉時代も続けられていました。

つまり、江戸時代初期の１６００年頃から白米を食べ始めたと仮定しても、白米の歴史はたかだか４００年ちょっとにすぎません。数千年以上に及ぶ玄米の歴史に比べれば、「つい最近」の話なのです。

私たちは今こそ、玄米を主食とする本来の食生活に回帰すべきではないでしょうか。

麺類や粉ものも「週末の楽しみ」程度に

パンなどの小麦粉食品に伴う健康問題のひとつに、「グルテン」の悪影響があります。

グルテンは、小麦や大麦、ライ麦などの麦類に含まれるタンパク質の一種で、このグルテンが正しく消化されないと、私たちの心と体にさまざまな悪影響を及ぼすことが知られています。具体的には、便秘や下痢などの消化器系の症状のほか、倦怠感やうつ、疲労感、骨粗鬆症《こつそしょうしょう》や関節炎、貧血、１型糖尿病などの自己免疫疾患（免疫システムが自分の体を攻撃してしまう病気）、さらには不妊症など、本当に多岐にわたります。皆さんが普段から悩まされている原因不明の不調が、実はグルテンのせいで起きているかもしれないわけです。

とはいえ、グルテンによる健康問題は、日本ではあまり一般的ではないかもしれません。もともと、パンなどの小麦粉食品を多食する欧米人によくみられるものですが、実際には日本人も欧米人と同じくらい影響を受けていると考えられています。日本の食生活にも小麦粉食品があふれかえっているわけですから、全く不思議ではありません。

例えば、デンマークなどの研究チームは、グルテンの悪影響が次世代の子どもにも及んでしまうことを報告しています。妊娠中にグルテンを多く摂取していると、生まれてきた子どもの1型糖尿病のリスクを高めるというものです。妊娠中の食事にはいつも以上に気を付けるという人も多いでしょうが、まさか小麦粉食品が、お腹の中の赤ちゃんに悪影響を及ぼすとは思いもよらないかもしれません。

結局のところ、コメを主食にしてさえいれば、小麦粉食品に伴うこうした問題も簡単に解決できるわけです。いたってシンプルな話です。

欧米では、グルテンフリー（グルテンを含まない）の食事を徹底すると、これまで炭水化物源として依存してきたパンやパスタなどの穀物食品を排除することになり、結果として炭水化物以外にもさまざまな栄養素が不足してしまうという懸念も指摘されるようになっています。これとは対照的に、日本では何千年もコメを食べてきたため、いわば「もともとグルテンフリー」という大きなアドバンテージがあります。小麦粉食品を排除したところで、栄養的には何の問題もありません。

だからこそ、パンをやめてコメに、白米ではなく玄米を食べるようにするのと同時に、「粉食からの脱却」にも取り組みやすいのです。現代の食生活は、パン以外にも、麺類（うどんやラーメン、パスタ）や粉もの（お好み焼きやたこ焼き）など「小麦粉まみれ」の状態です。かたや米粒、かたや小麦を精白・製粉したものであり、栄養面の問題に加えて「よく噛んで飲み込む」ことからも離れていってしまいます。

こうした小麦粉食品についても、パンと同様に全て「嗜好品」と位置付け、例えば食べるのは週末だけにとどめるなど、摂取する回数や頻度をできるだけ減らすようにしてください。ちなみにグルテンの問題は、精白していない全粒粉であっても解決しません。少なくとも、米飯の代わりに主食として毎日のようにとるのは今日からやめましょう。子どもたちのためにも、小麦粉まみれの食生活から抜け出すことが重要です。

子どもたちの心と体を蝕むパン＆牛乳の組み合わせ

さて、ここで再び学校給食の問題に戻りましょう。

給食の問題を象徴するのが「パン×マーガリン×牛乳」です。トランス脂肪酸のリスクについてはすでにお伝えした通りですが、「パンと牛乳」の組み合わせも、子どもたちに対して非常に深刻な健康問題をもたらすことになります。パンだけ、牛乳だけでもそれぞれに問題である上に、これらが合体するとさらにやっかいなことになります。

アメリカの研究では、グルテンやカゼインを含まない食事が、自閉症の子どもの症状改善に役立ちうることを報告しています。カゼインは牛乳や乳製品に多く含まれるタンパク質で、食物アレルギーやがんのリスクを高めることも知られています。

研究チームは自閉症の子どもを持つ保護者に対し、消化器系の症状や食物アレルギーなどが子どもにみられるかどうか、グルテンやカゼインを含まない食事（ＧＦＣＦ食）をどのくらい実践しているかについて、調査を実施しました。ＧＦＣＦ食の実践度合いが調査項目にすでに含まれていること自体、グルテンやカゼインの問題がすでに認識されていることを物語るものです。

その結果、消化器系の症状やアレルギー症状がみられる自閉症の子どもでは、ＧＦＣＦ食を行うことによって、行動面や精神面の症状が効果的に改善していました。特に、ＧＦＣＦ食に忠実に従った子どもでは、消化器系の症状が改善したほか、言語構築やアイコンタクト、人との約束、注意力の継続時間といったような、社会活動の増加がみられたといいます。

その一方で、ＧＦＣＦ食の実践期間が半年以下だった子どもでは、自閉症の症状改善にあまり効果がみられませんでした。また、グルテンのみ、カゼインのみを食事から除去したケースもありましたが、いずれのケースでも改善効果はそれほどみられず、グルテンとカゼインの両方を完全に排除した場合に最も効果があったということです。

この研究で対象となった自閉症の子どもたちは、一般的な子どもたちに比べて消化器系の症状やアレルギーの症状も多くみられており、研究チームはグルテンやカゼインが免疫システムを刺激する作用について、食品中に含まれる物質の中でも最も強力な部類に入ると警告しています。また、皮膚や血液のアレルギー検査がたとえ陰性であったとしても（小麦アレルギーや牛乳アレルギーではなくても）、実際にはグルテンやカゼインが免疫システムを混乱させているケースは多々あるようです。

グルテンやカゼインが未消化のまま腸壁から侵入すると、体内でモルヒネ（麻薬の一種）のような物質に変化し、脳の神経伝達に甚大な悪影響を及ぼす恐れがあることについては、海外では以前から指摘されていました。また、グルテンやカゼインを除去した食事を続けたところ、統合失調症や自閉症、てんかんなどの脳のトラブルが改善したり、なかには完治したというケースさえ報告されたりしています。

このように、グルテンとカゼインの害という観点に絞っても、パンと牛乳がセットになった給食は、脳のトラブルを抱えている子どもだけでなく、全ての子どもたちの健康を脅かしていると考えられます。日本全国の給食からパンと牛乳をいち早く追い出すべきです。

牛乳に対しては「有毒な白濁液」くらいの認識で

カゼイン以外にも、牛乳や乳製品にはさまざまな健康リスクがあります。簡単にまとめておくと、次のようになります。

▼カルシウム過剰&マグネシウム過少（ミネラルバランスが悪い）
▼カルシウムを体内で悪玉化させる（異所性石灰化）
▼骨折や骨粗鬆症のリスクを高める
▼日本人は乳糖の消化が得意ではない（腸のトラブルを招く）
▼動物性脂肪（飽和脂肪酸）が多い
▼高濃度の各種ホルモンが生殖系のがんのリスクを高める
▼農薬や抗生物質が含まれている恐れがある
▼過剰なリンが貧血やカルシウムの悪玉化を助長する
▼超高温の殺菌処理で過酸化脂質が発生している（人間にも酸化ダメージ）

それぞれの詳細については、これまでの著書や講演会などで繰り返しお伝えしてきましたので、ここでは省略します。「低脂肪乳ならヘルシー」などの話も全く通用しないことは、皆さんにも感じていただけるかと思います。

とにかく、牛乳は「健康的な白い飲み物」ではなく「有毒な白濁液」くらいに認識するようにしてください。実際、アメリカには「致命的な毒物」（deadly poison）であると辛辣に批判した本もあるほどです。ちなみにこれらのリスクは、チーズやヨーグルトなどの乳製品全般にも共通しています。

小麦粉と同じように、給食での牛乳の提供についても、「食糧援助」という大義名分に基づいたGHQの戦略の名残であり、もともと日本では飲む習慣のなかったものです。それに、「給食で牛乳を出さなければならない」というのは義務ではありませんし、法律で決まっているわけでもありません。「子どもの成長に欠かせない」というのは、ある種の〝洗脳〟や〝思い込み〟にすぎません。実際、牛乳や乳製品をとる習慣のなかった日本でも、子どもたちは健やかに成長していたわけですから……。

カルシウムの摂取源となるのは、何も牛乳や乳製品だけではありませんし、カルシウムを体内で正しく働かせるにはマグネシウムの存在が絶対に欠かせません。豆類や種実類、海藻類など、カルシウムとマグネシウムの両方が豊富に含まれ、なおかつ両方の含有比率も理想的で、その他の健康リスクとも無縁の食品は、ほかにいくらでもあります。

そもそも、健康リスクの話を抜きにしても、米飯に牛乳はどう考えても合いません。皆さんのご家庭で、コメのご飯と牛乳を一緒に出したりしないはずです。この章の冒頭で、家庭での「コメ減・パン増」の傾向をご紹介しましたが、日本人のコメ離れときれいに反比例して、牛乳の消費量が増加しています。要するに、パンを主食にするから牛乳がセットになってしまうという悪循環に陥っているわけです。

「牛乳なし給食」と「ドリンクタイム」の現状

それなら、給食で牛乳を出すのをやめてみよう――。こうなったのが、テレビや新聞などでも取り上げられた、新潟県三条市の画期的な取り組みです。

三条市は2015年9月から、公立の小中学校の給食で牛乳の提供をとりやめるという「牛乳なし給食」をスタートしています。三条市ではもともと食育に力を入れていて、2008年には「完全米飯給食」を導入し、主食からパンや麺類を一掃していたという背景もありました。こうした流れを受けての「牛乳なし給食」の実現だったわけです。

そもそものきっかけは、「和食に牛乳は合わない」という保護者からの声だったそうです。コメのご飯を食べながら牛乳を飲む家庭などありませんし、「焼き魚・米飯・味噌汁・牛乳」というような組み合わせの定食スタイルは、給食以外に見当たりません。この保護者は、異常事態を異常だと指摘しただけのことであり、いたってまっとうな意見だと思います。

一方で、私が非常に苦々しく思っているのが「ドリンクタイム」の存在です。これは、給食とは別の時間で牛乳を提供するというもので、「牛乳なし給食」の開始時点から設けられています。そもそも、なぜそこまでして子どもたちに牛乳を飲ませようとするのか、本当に理解に苦しむわけですが、三条市の教育委員会の報告を見ると、どうやらこのドリンクタイムも機能していないようです。

というのも、多くの学校が給食時間のすぐ後にドリンクタイムを設置したため、子どもたちが満腹で飲むことができず、牛乳の余りがどんどん増えていったのです。そのため、小学校ではドリンクタイムの実施日を減らすなどの対応が検討されているとのことで、もはや本末転倒もいいところです。そうでなくても、給食での牛乳の余剰〜廃棄は全国的にみられる傾向でもあります。

このように、牛乳をめぐる話は何かと「大人の事情」で複雑怪奇になり、当事者であるはずの子どもたちが常にないがしろにされています。子どもたちの健康を最優先で考えれば、ドリンクタイムをさっさとやめればいいだけの単純な話なのです。

「何でもバランスよく食べる」から卒業しよう

ところで、三条市の「牛乳なし給食」の取り組みに対する批判的な記事を見つけましたので、ここで紹介しておきたいと思います。念のために前置きしておきますが、あくまでも「悪いお手本」としての紹介です。以下に主な記述を抜粋します。

〈そもそも完全米飯給食という施策自体に、おかしさを感じている〉
〈健康な食事の基本は「なんでもまんべんなく食べる」である〉
〈パン食を含めた多様な食事を提供することこそ、本当の意味での食育になるだろう〉
〈意図的に食事を米食に偏らせる三条市の姿勢には疑問〉

〈牛乳の排除には、為政側の極めて自己都合的な背景が透けて見える〉

私はこの記事を読んだ時に、思わず笑ってしまいました。栄養学の基本的な知識さえないのに、食や栄養のことを語りたがる人によくみられる、実に典型的な論調だからです。なぜ基本的な知識さえないのが分かるかというと、「育ちざかりの子供たちにとっては脂質も重要な栄養素である」という理由で、高脂肪の洋食を〝擁護〟していたからです。

脂質の「質」について言及しない、あるいは言及できないような人に、食のことを安易に語ってほしくありません。この人はおそらく、脂質＝エネルギー源としか思っていないのでしょう。パンや牛乳がなぜ問題なのかについても、考えたことすらなさそうです。

特に、「なんでもまんべんなく食べる」「多様な食事を提供することこそ、本当の意味での食育」といったあたりは、この手の人たちが好んで結論に用いたがる、お決まりのフレーズです。健康番組などで、食や栄養の専門家ではないはずの医師らが、「バランスのよい食事をとりましょう」などと、訳知り顔でコメントしているのと同レベルです。

「バランス」という大義名分のもとでなんでもまんべんなく食べさせられてきたからこそ、子どもたちの心と体がこれほどまでに蝕まれているという現状に、私たち大人はそろそろ気づかないといけません。子どもの健康を害するような多様性など、給食には必要ない上に、そんなものはデタラメの食育です。子どもたちの健康にとって理想的な食事のお手本を提供するのが、給食のあるべき役割というものです。家庭の食卓にもダイレクトに影響を及ぼすわけですから、なおさらです。

そして、「為政側の極めて自己都合的な背景が透けて見える」のは、むしろ牛乳を何としてでも給食に取り入れようとする人たちのほうではないでしょうか。私がそう思うのは、実際にそのような「為政側」がいるのを知っているからです。

自治体ぐるみで牛乳の問題を隠そうとする人たち

２０１５年10月、ある小学校の学校医が東京都内の自治体に対し、損害賠償の訴訟を起こしたという出来事がありました。

この学校医は訴訟を起こす1年前に、小児生活習慣病健診の結果を受けて、児童の保護者を対象に栄養指導を実施しました。第2章でもお伝えしたように、生活習慣病の若年化や「子どものメタボ」がみられる近年では、動脈硬化による心筋梗塞や脳梗塞の症例が子どもたちにも増えています。実際、この学校医が担当する小学校でも、動脈硬化の要因となる脂質異常症（高脂血症）が全児童の2割以上にみられたといいます。

日本動脈硬化学会の『動脈硬化性疾患予防ガイドライン』には、戦後の日本では牛乳や乳製品、肉類の摂取量が急増し、こういった「食の欧米化」が動脈硬化の発症を助長していると記されています。これをふまえ、動物性脂肪（飽和脂肪酸）の摂取源となる肉の脂身や乳製品などを控えつつ、未精製の穀物や大豆、魚、野菜、果物、海藻などを多く食べましょうという食事指導を行うよう、医師らに求めています。

この学校医の小学校でも、全児童の8割以上が動物性脂肪をとりすぎていたほか、摂取源の約半分が牛乳や乳製品だったそうです。学校医はこうした結果を保護者らに伝えると共に、栄養指導の報告書を自治体に提出しました。

ところがこの自治体は何と、牛乳の問題に関する記述部分を隠して文部科学省に報告しようとしたのです。学校医は、報告書の内容を元に戻してほしいと申し出ましたが、自治体はそれに応じませんでした。「文部科学省は子どもたちに牛乳を飲ませる方針」「牛乳が問題だと知らせるとこの方針と矛盾してしまう」「学校医なら文部科学省の方針に従うべき」というのが自治体側の言い分だったといいますから、驚くほかありません。

こうした経緯から、この学校医は訴訟を起こしたわけです。

いかがでしょうか。この自治体のやり方こそ、まさに「極めて自己都合的」だと思いませんか？　もはや怒りを通り越してあきれ果ててしまうばかりです。

結論としては、牛乳や乳製品も「嗜好品」として位置付けるべきです。どうしても好きなら、リスクを承知でとればいいという程度のものであり、子どもたちに摂取を強要するようなものでは断じてありません。

ローリスク・ハイリターンの植物性タンパク質を摂取する

では、給食や家庭の食事のあるべき姿とは、具体的にどのようなものでしょうか。まずはそのキーワードとなるのが「穀菜食」です。

私が定義する穀菜食とは、玄米ご飯と具だくさんの味噌汁に、豆類や野菜を柱とした食事を意味します（**図23**）。動物性食品（特に肉類）については、「含まなくてもいいもの／含むとしても少量にとどめるべきもの」という位置付けです。

栄養学的な知識がある人でさえ、「肉を食べないとタンパク質がとれない」と思い込んでいる節がありますが、例えば、生の牛肉（赤身肉）に含まれるタンパク質の含有量は全体の２割程度にすぎず、最も多いのは水分（約７割）です。これは、水煮大豆とほとんど大差がありません。乾燥大豆だとタンパク質が３〜４割になるため、むしろ、大豆をたくさん食べていたほうが「タンパク質をしっかりとる」ことになります。

日本人は伝統的に、大豆そのものに加えて納豆や豆腐などの大豆製品を日常的に食してきました。「動物性タンパク質（動物性食品）のほうが植物性タンパク質（植物性食品）よりも優れている」という考え方も、結局のところは欧米食至上主義のもとに植え付けられた先入観にすぎません。大豆に含まれるタンパク質特有の健康効果も確かめられていて、アメリカ食品医薬品局（ＦＤＡ）が、「大豆タンパクを１日25ｇ摂取すると心臓病のリスクを低下できる」と認めて以来、世界全体でも大豆への注目が集まるようになっています。

図 23　細胞から元気になる食事「穀菜食」
穀菜食とは「穀物」や「野菜」など植物性食品を中心とする食事

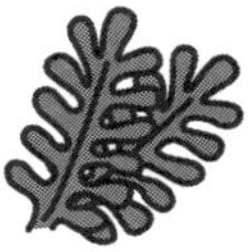

海藻類

わかめや昆布などはホルモンの材料となるヨウ素などを含み、ミネラルの宝庫。抗酸化作用がある。

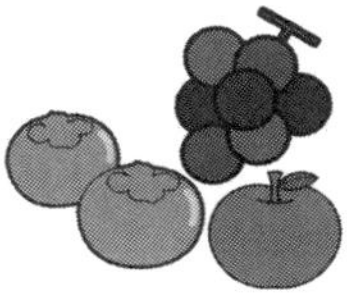

旬の果物

ビタミン類など。旬の果物は栄養豊富。

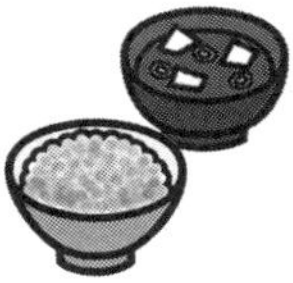

玄米ご飯＋みそ汁

基本の食事は「穀菜食」。一日二食をゆっくりと一口 30 回かむことを目標にする。早食いはやめましょう。

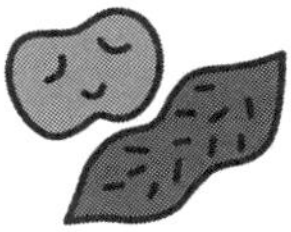

いも類

里いも、さつまいもなど。カリウム。食物繊維が豊富。腸内環境を整える。

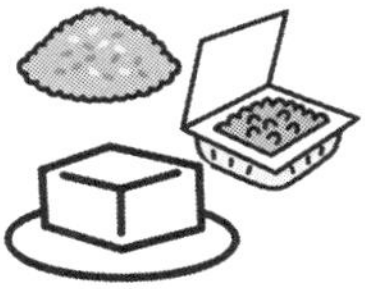

豆類

乾燥豆のほか、納豆、豆腐、みそなどの大豆加工品。ビタミンB群・マグネシウムが豊富。

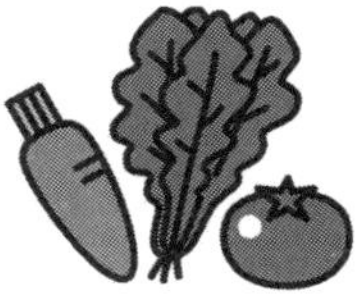

緑黄色野菜・淡色野菜

抗酸化作用の高い緑黄色野菜。免疫機能を高める淡色野菜、旬の野菜をたっぷりと。

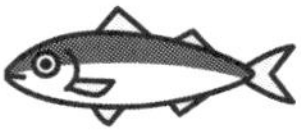

小魚類

いわしなどの青背魚。全身の細胞に不可欠な「良い油」（EPA や DHA）が含まれる。

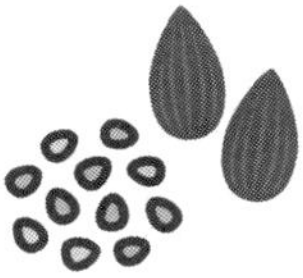

種実類

ゴマやアーモンドなど。亜鉛が豊富に含まれる。

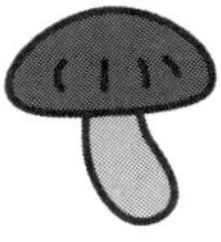

きのこ類

しいたけやなめこなど。免疫力をアップ。食物繊維は腸内細菌のエサ、カルシウムの吸収率を上げる。

そもそも、植物性食品をタンパク源にすれば、動物性食品の摂取に伴うさまざまなリスクを遠ざけることができます。

例えば、動物性食品の多くは、抗生物質やウイルス、成長ホルモン剤などの摂取源になってしまうリスクを常にはらんでいます。また、牛肉や豚肉、鶏肉などは、フライパンや直火で焼いたり炒めたり、油で揚げたりして食べることが多いわけですが、２００℃前後にも及ぶこうした高温調理に伴って、さまざまな種類の有害物質が発生することが知られています。

さらに、肉類は総じて消化に負担がかかります。もともと植物性食品を中心に食べてきた日本人は、欧米人に比べて胃酸の分泌があまり多くないからです。それに、日本人よりもはるかに多くの肉を食べている欧米人でさえ胃酸の分泌が十分ではなく、実は適切に消化できていません。

未消化のまま腸にたどり着いた動物性タンパク質は腸壁にダメージを与え、必要な栄養素が適切に吸収されない一方で有害物質が体内に取り込まれやすくなるという、いわゆる「リーキーガット」の原因になります。また、動物性タンパク質をとりすぎていると、体内用のさまざまなタンパク質の合成や機能、再利用といった品質管理のシステムが、うまく作動しなくなります。これらが組み合わさることによって、心身のさまざまな健康問題をもたらしてしまうのです。

逆に、タンパク質の摂取源を大豆などの植物性食品にシフトすれば、こういったデメリットをこうむる心配がほとんどありません。植物性食品であれば「殺生を伴わない」という倫理的な見方もできますが、それ以上に、健康面でローリスク・ハイリターンであるという意味でも、タンパク源として大きなアドバンテージを持っているのです。

そして、マイナス要素をできる限り排除した食事を突き詰めていくと、自然と「穀菜食」の方向に向かっていくことになります。

子どもたちの「腸能力」を取り戻すための食物繊維

穀菜食の大きな特徴として、食物繊維が豊富に含まれることがあげられます。食物繊維といえば「お腹の調子を整える」「便通をよくする」といったイメージが一般的だと思いますが、実際にはそれだけにとどまりません。全身の健康、しかも心と体の両方に、さまざまな方向からメリットをもたらしてくれるのです。

お寺に入った若いお坊さんたちが日々の修行に取り組んでいるうちに、これまで悩まされ続けていた花粉症やアトピーの症状が大幅に改善したというエピソードがあります。そこで、彼らの腸を調べたところ、「クロストリジウム属」という特定の種類の腸内細菌が多く存在していて、健康的な腸内細菌のバランスだったことが分かっています。

そして、このような腸の健康をもたらしていた要素は「精進料理」でした。

若いお坊さんたちに多くみつかった腸内細菌は、食物繊維を餌にしてエネルギーを得ていますが、その際に「酪酸《らくさん》」という物質をつくり出します。この酪酸は、なんと全身の免疫システムのコントロールに役立っていることが、近年の研究で示されているのです。

免疫細胞（白血球）の中には、腸で訓練を受けて一人前になった後、全身に運ばれて役割を果たす種類のものがあります。免疫システムというのは、「自分」と「自分でないもの」を区別し、「自分でないもの」から「自分」を守るための仕組みですが、時として「自分でないもの」への反応が過剰になったり、「自分」と「自分でないもの」が区別できずに誤って自分自身に攻撃を仕掛けてしまったりすることがあります。この免疫細胞は、免疫システムがこのような暴走を起こさないよう、ブレーキをかける役割を担っているのです。

つまり、若いお坊さんたちは精進料理という植物性主体の食事を通じて、修行を始める前よりも食物繊維の摂取量が大幅に増加し、そのおかげで腸内細菌のバランスが改善し、酪酸が多くつくられるようになり、免疫反応がうまくコントロールされることで、アレルギー症状が治まっていた……という関連性が考えられるわけです。

もともと、日本人の腸内細菌のバランス（腸内フローラ）は、世界的にみても非常に優れていることが知られています。それは、ブレーキ役の免疫細胞を腸で訓練する役目の酪酸をつくり出す力が、群を抜いて高いからです。さしずめ、日本人には超能力ならぬ「腸能力」がもともと備わっているといったところでしょうか。

それは、コメを主食に、野菜や豆類、キノコ類、種実類、海藻類など、食物繊維が豊富な植物性食品主体の食事を古くから続けてきた賜物です。高繊維食を続けているうちに、酪酸を大量につくり出す「世界一の腸内フローラ」が、時間をかけてじっくりと構築されていったものと考えられます。

ところが、この数十年で日本の食生活は激変し、欧米型の低繊維食が広まっていくにつれて腸内フローラも大きく様変わりした結果、免疫システムのコントロールがままならなくなり、さまざまな健康問題を生じるようになっていたわけです。

食物繊維が豊富で、なおかつ1回の食事で比較的まとまった量を食べるのは、玄米や大豆、野菜です。日本人が世界に誇るべき「腸能力」をいち早く取り戻すことが、免疫システムを正しく働かせると共に、子どもたちのアレルギー対策の根幹にもなることを覚えておきましょう。

本来あるべき「和食」の姿を知っておこう

2013年、ユネスコ（国際連合教育科学文化機関）の無形文化遺産に「和食　日本人の伝統的な食文化」が正式に登録されました。私たちの誇るべき食文化が世界に認められた証であり、非常に喜ばしいことです。海外でも日本食レストランが次々にオープンしたり、枝豆や鰹節、日本酒など日本独自の食品に注目が集まったりしています。

しかし、そもそも「和食」とは具体的にどのようなものを指すのでしょうか。ここで主な特徴を整理しておきたいと思います。

「和食」や「日本料理」という言葉は、明治時代に導入された「洋食」や「西洋料理」に対応する形でつくられたものです。コメを中心として動物の肉や油脂類が非常に少ないという特徴があり、室町時代以降に大まかな形ができて、江戸時代後期にほぼ完成したといわれています。旬や季節感を重視し、それぞれの食材が持つ本来の風味を生かす点なども、和食ならではの大きな特徴です。

和食では、「煮る」「茹でる」「蒸す」といった調理法を多用します。「炒める」「揚げる」「焼く」のような、200℃前後にも達するような高温にはならず、いずれも水を使った調理法であるため、そこには有害物質が発生しにくいというメリットもあります。

日本では歴史的に肉食が禁止され、長きにわたって牛乳や乳製品も普及してきませんでした。もともとは食用油を使う習慣もありませんでした。その一方で、昆布や鰹節などのだしのうまみを生かす文化が発展していったという経緯があります。和食の持つこれらの特徴は、日本人が健康的な食生活を送る上で非常に大きなアドバンテージになっています。

また、和食の根底には「神へのおもてなし」という考え方があります。日本では、あらゆるものに神が宿っている（八百万《やおよろず》の神）という自然崇拝が古くから定着していますが、この八百万の神が行事や祭事の中で食と結びついた形が基本となっているわけです。

例えば地鎮祭では、青竹としめ縄で囲われた祭壇に、コメや野菜、果物、海藻、魚などが供えられるほか、鎌や鍬などの農具も奉納されます。土地の神を鎮め、土地を使わせてもらうことへの許しを得るということの行事は、まさに「神へのおもてなし」です。

「国菌」の存在なしに日本の食事は成り立たない！

和食では「さしすせそ」(砂糖、塩、酢、醤油、味噌)の調味料を基本としていますが、このうち「すせそ」は発酵食品です。和食を語る上でもうひとつ忘れてはならないのが、多様な発酵食品(特に植物性発酵食品)の文化でしょう。例えば漬物などにいたっては、全国津々浦々にご当地の漬物があり、それらを合計すると数百種類にも及ぶといわれています(発酵させないものも含む)。

何といっても、日本が誇るべき発酵食品文化の担い手は「カビ」です。特に麹菌(コウジカビ)は、さまざまな発酵食品の製造に欠かせない重要な微生物です。

麹菌は、タンパク質や炭水化物を分解する多くの種類の酵素をつくり出すことから、味噌や醤油、みりん、日本酒など、種々の発酵食品に利用されています。また、タンパク質や炭水化物の分解に伴って、私たち人間に有用な物質も生成されます。

麹菌を穀物などに付着・繁殖させたものが麹で、穀物の種類(米麹、麦麹、大豆麹)や麹菌の種類(白麹、黒麹、黄麹)によって、さまざまな名称や分類があります。カビを利用した発酵食品はアジアを含めた世界各国にも存在しますが、麹菌を利用するのは日本だけだといわれています。

そして、麹菌の中で最も有名なのが「ニホンコウジカビ」です。2005年に、世界で初めてニホンコウジカビの全ての遺伝子配列（ゲノム）が解読されたのをきっかけに、日本醸造協会は2006年、ニホンコウジカビを「国菌」に認定しました。

ちなみに、ニホンコウジカビの学名はアスペルギウス・オリゼといいます。オリゼとは稲のことで、最初に発見されたのが米麹であったことに由来するものです。まさに発酵文化と米食・稲作文化の融合であり、日本の食事とは切っても切れない関係であることを物語っているようでもあります。

子どもの食育を行うのであれば、和食のこうした特徴や背景を教えるべきではないでしょうか。食の多様性がどうこうとかバランスうんぬんなどと言っていても、何の意味もありません。むしろ、子どもたちの心身の健康が蝕まれるだけです。

「和食は子どもが受けつけない」は大人の思い込み

ところで皆さんは、「和食が健康的なのは分かるけど、子どもたちが食べようとしない」などと思ったのではないでしょうか。世間では、子どもたちが好きな食事といえば、ハンバーグやカレーライス、オムライス、シチューといったような洋食メニュー、いわゆる「やわらかくて食べやすいもの」や「濃い味付けで分かりやすいもの」などをイメージしがちです。しかし、これも結局は、私たち大人の先入観にすぎないのです。

ここで、2つの保育園で提供されている食事の実例をご紹介しましょう。

◎福岡にある保育園

・玄米ご飯と納豆が毎日の基本になっている
・おやつには煮干しや煎り大豆、昆布などを食べる
・砂糖入りのジュースよりも番茶を好んで飲む
・味噌や梅干し、漬物を園児たちが手作りしている

◎大阪にある保育園

・ある日の昼食……分づき米のご飯、カボチャとエビのコロッケ、ヒジキとゴボウの炒め物、生野菜（トマト、レタス）、味噌汁、ぬか漬け
・ある日のおやつ……菜飯のおにぎり、ゆでたとうもろこし、煮干し

いかがでしょうか。いずれもかなり渋い内容で、戦前の日本の食事か何かだと思われたかもしれませんが、実際にそれぞれの保育園で行われている取り組みです。しかも、一昔前の話ではなく今の話なのです。「小さな子ども向けの食事とはとても思えない」「こんな地味な食事では子どもがかわいそう」――皆さんからはこんな声さえ聞こえてきそうです。

しかし、いずれの保育園の園児たちも、こうした食事をとても喜んで食べているといいます。以前は乳製品やビスケットが定番だったというおやつについても、子どもたちから不平や不満が聞こえてくることはないそうです。前述のように、「子どもは〝子どもらしい食べ物〟を好む」というのは、大人の勝手な思い込みなのでしょう。

こうした食事をとっている限り、トランス脂肪酸のリスクは最小限にとどめられますし、オメガ3とオメガ6の摂取比率が崩れる心配もありません。飽和脂肪酸のとりすぎなども起こらないことでしょう。逆に、ミネラルやビタミン、食物繊維などはしっかり摂取できます。保育園でこういった食事をしている子どもと、大人の「先入観」で与えられたものばかり食べている子どもとでは、心身の発育にも大きな差が生まれるのは明らかです。

大人の食育が子どもの食育につながる

ちなみに、大阪のほうの保育園でも和食ベースの完全米飯給食を実施していて、そのきっかけは皮肉にも、家庭での食生活の乱れだったといいます。この保育園では土曜日は各家庭で弁当を用意してもらっているものの、弁当の中身を見ると揚げ物や肉加工食品ばかりが目立っていたそうです。そこで、その分を給食で挽回すべく、魚や野菜、豆腐、大豆製品、海藻、イモ類を中心に主食は米飯というスタイルに、自然となっていったということです。

学校給食に関するある調査によると、母親の約6割が「自分が子どもの時に口にした学校給食が大人になってからの食生活に影響を与えた」と考えていることが分かり、9割が「自分の子どもの食生活は学校給食の影響を受けている」と回答しています。また、学校給食で覚えた献立を親が家庭で再現したり、給食と同じ料理を食べたいと子どもが親にせがんだりする傾向があるほか、学校給食の献立表が家庭での調理に影響を与えていることも、この調査から明らかになっています。

調査結果でさらに興味深いのは、就学年齢の子どもを持つ最近の親たちが高度経済成長期以降に学校給食を経験した世代であるため、食に対する嗜好が親子で似通ってきているという報告です。つまり、若い世代ほど食べ物の好き嫌いが親子で共通しており、なおかつその嗜好に極端な偏りがあるという傾向がみられるのです。

月並みな表現になりますが、こうした悪循環から抜け出すためには、まずは「大人の食育」が必要です。大人の勝手な思い込みが子どもたちの未来を奪ってしまっていることに、誰もが気づかなければなりません。

韓国ではオーガニック給食の無償提供をスタート！

さて、トランス脂肪酸対策先進国として、第3章でもさまざまな取り組みをご紹介したお隣の韓国。実は、学校給食でも素晴らしい取り組みが行われているのをご存じでしょうか？

それは、2021年からソウル市内にあるすべての小学校・中学校・高校で、オーガニックの給食を無償で提供するという構想です。まずは2019年から、ソウル市内の高校3年生（約2万4千人）に対して試験的に導入し、2020年には高校2年生、2021年には高校1年生にまで拡大しつつ、最終的には公立／私立なども関係なく、小中高の全児童生徒に適用していくという方針のようです。

オーガニック（有機栽培）の食材を調達するとなると、オーガニックではない普通の食材よりもコストがかかり、限られた予算内での学校給食での提供はかなりハードルが高いように思えます。しかもそれが無償で提供されるなど、もはや夢物語にさえ映ります。しかしソウル市では、この構想にかかる7000億ウォン（約700億円）もの年間予算を、教育庁とソウル市、市内の自治区でそれぞれ分担し、数年のうちに実現させようとしているのです。これが実現されれば、オーガニック給食の無償提供が都市レベルで可能であることを世界に向けて証明・発信するという、大きな偉業を成し遂げることになります。

私は2009年、ソウル市で行われた韓国食品研究院主催のシンポジウムに、メンタルヘルスと食事療法に関するテーマで講師として招かれたことがありました。きっかけは、私の著書『病気がイヤなら「油」を変えなさい！』（河出書房新社）が韓国で翻訳されたことでした。韓国の中央日報の記者が翻訳版のカバーに絶賛のコメントを書いてくれたのですが、同院の研究者がこの本を読むと共に、コメントを書いた記者がこの研究者に私のことを推薦してくれたという流れで、シンポジウムへの招待状が私に届いたのです。

この時のシンポジウムでは、油の問題の深刻度は大人と子どもで全く違うことや、子どもたちの脆弱性には最大限の注意を払わなければならないことなどを強調しながら、食の重要性についてさまざまな話をしました。講演後の反響は非常に大きく、シンポジウムの講師は私のほかにも複数いたにもかかわらず、参加者からの質問が私ばかりに集中したのを今でもよく覚えています。

こうした経緯ゆえに、韓国でこのような動きがみられるのは、個人的にも実に感慨深いのです。その一方で、日本がありとあらゆる面で大きく後れをとっているのは非常に歯がゆく、何とも複雑な心境になります。韓国の一連の取り組みに見習い、いち早く学校給食の抜本的な改革に着手しなければなりません。

学校給食は子どもたちにも教師にも影響を及ぼす

学校給食といえば、今から40年前にアメリカで行われた取り組みについてもご紹介しておく必要があります。

ニューヨーク市では1979年から、市内の高校のカフェテリアで提供していたジャンクフードだらけの食事を4年間で段階的に改善していくことで、子どもたちの学力にどのような効果が現れるかについて、大規模調査が実施されました。それまでのカフェテリアでは、ハンバーガー、フライドポテト、ホットドッグ、チョコレートミルク、コーラといったようなメニューが定番となっていましたが、これらのメニューに徐々に手を加えていったのです。

1年目は、これらのメニューに大量に含まれている油脂と砂糖を減らしました。具体的には、ハンバーガーに使う肉から脂肪を取り除き、パンも全粒粉のものに替え、用いる砂糖の量を大幅にカットするというものでした。

その結果、子どもたちの学力に大きな変化がみられました。それまで学力テストの平均点が39点だったのが、1年後にはいきなり8点もアップし、47点になったのです。

2年目には、そこからさらに、着色料と人工甘味料を含む食品をカットしました。すると、学力テストの平均点はさらに上がって51点になります。

3年目は食事内容を変えなかったところ、平均点にもほぼ変化がみられず、最後の4年目には保存料が含まれている食品をカットした結果、成績はさらに上がって55点になりました。4年前に比べるとなんと16点もアップしたことになります。

ちなみにこの間、教師陣の給料が上がったわけでもなく、教師陣を総入れ替えしたわけでもなく、学校のカリキュラムが強化されたわけでもありません。単にカフェテリアの食事の内容を見直していっただけです。たったそれだけで、子どもたちの成績がどんどん上がっていったのです。学校教育における「食」とは、それだけ大きな意味があるものなのだということがお分かりいただけたでしょうか。

なお、学校給食の影響がダイレクトに及ぶのは、何も子どもたちに限った話ではありません。

教師たち（特に担任）も、児童生徒と一緒に同じ給食を食べることが強いられるケースが非常に多いからです。

あるとき、教師をしている知人が前立腺がんの診断を受けたのだと私に打ち明けてきました。私は思わず、厚生労働省の研究チームが牛乳と前立腺がんの関連性を示していることや、給食で出される牛乳をこれからは絶対に飲んではいけないことを、それぞれ伝えました。ところが彼は、「生徒の前で牛乳を残す姿を見せるわけにはいかない」と言うのです。私は、こんな理不尽なことがあっていいものかと強い憤りを覚えました。ちなみに、牛乳やパンが乳がんや卵巣がんのリスクを高めることもよく知られていて、女性も決して無関係ではありません。

こんな給食はもはや犯罪的です。このまま放っておくわけにはいきません。

「原点」に立ち返るか、給食を廃止するか

食習慣のまとめとして、日本の給食のあり方について提案しておきます。

結論としては、今すぐ牛乳の提供をやめ、パンや麺類などの小麦粉食品の提供を最小限にする。白米ではなく玄米や精製度合いの低い分づき米のご飯を主食に、豆類や旬の野菜をふんだんに用いる……。たったこれだけのことで給食の質が格段に向上し、子どもたちの心身の健康状態が改善すると共に、各家庭の食事にも好影響を及ぼすことでしょう。

学校給食の歴史をさかのぼると、１８８９年（明治22年）に山形県の小学校で、貧しい家庭

の子どもに対しておにぎりや焼き魚、漬物などの昼食を提供したのが、日本の給食の原型だといわれています。その後の１９４４年（昭和19年）には、第二次世界大戦のさなか、東京市（当時）・横浜市・名古屋市・京都市・大阪市・神戸市という六大都市の小学生に米や味噌などが特別に配給され、学校給食を実施したという経緯があります。

日本の給食は今こそ、この「原点」に立ち返るべきではないでしょうか。戦後、ＧＨＱに学校給食を侵害された代償はあまりに大きすぎるものですが、だからこそ、緊急に大改革を行うべきであることは間違いありません。

あるいは、いっそのこと給食自体を完全に廃止してしまうのもひとつの手です。現に、和歌山県や兵庫県、高知県などには、全ての小中学校で給食を提供していないという自治体も存在します。それらの自治体の学校に通う子どもたちは、弁当を持参したり、いったん帰宅して昼食をとったりしています。これなら、「有害な学校給食」から子どもたちを守ることができます。

「給食がないと親が大変だ」という声も聞こえてきそうですが、では、健康を害するような給食を、これからも子どもたちに食べさせ続けても平気なのでしょうか？　「給食をやめると食育の場がなくなる」などと主張する人には、どうせ間違った食育だったり中身の薄い食育だったりするわけですから、やらないほうがいいと断言します。

現行の学校給食法の第一条には、学校給食について「児童及び生徒の心身の健全な発達に資するもの」でなければならないと明記されています。給食を提供するなら、大人の利権などではなく、子どもたちの健康を本気で守り、本気で育てていくんだという覚悟や責任をしっかり持った上で、質の高い有意義なものを用意してしかるべきだと私は思います。

第6章

家族みんなで実践したい生活習慣

日々の生活に「少しのストレス」を

さて、ここからは生活習慣のポイントをお話しすることにしましょう。

江戸時代の儒学者・貝原益軒は、『和俗童子訓《わぞくどうじくん》』という教育書の中で、「寒」と「粗食」が子育てのコツであると説いています。後者の「粗食」は贅沢な食事を与えないことですが、前者の「寒」とは、寒さに耐えさせること、むやみに暖かい環境を提供しないことを意味するものです。これは、現代にも通ずる非常に示唆的な教えだと思います。

例えば、ノルウェーやデンマーク、アイスランドといった北欧の国々では、赤ちゃんをベビーカーに乗せたまま、真冬でも屋外に置いて寝かせておくという、いわば「寒ざらし」の風習があります。赤ちゃんが家の中よりもよく眠るらしく、屋外の新鮮な空気を吸わせたほうが赤ちゃんの成長にもよいという考え方のようです。洋の東西も時代をも超越して、同じような習慣が尊ばれているのは、実に興味深いことです。

近年では、すぐ熱中症になったり、普段から低体温であったりする子どもたちが目立つようになっています。これは、暑さや寒さに対する適応力が低下していることの表れです。全身の細胞が力を取り戻せば、暑さ寒さに強い子どもに育ちます。「子どもは風の子　大人は火の子」（子どもは寒くても平気で外を走り回っているが、大人は寒さに弱く、暖かい場所で過ごしたがる）ということわざがありますが、子どもだけでなく私たち大人も一緒に、家族みんなで風の子になりましょう！

脳にある「脳幹」という部位は、生命維持の要として原始的・根幹的な機能を司っています。ある種の〝生命の危機〟に瀕すると脳幹が活性化し、本来の働きを取り戻そうとします。また、細胞内小器官の「ミトコンドリア」は、全身の細胞がさまざまな活動を正しく行うのに必要なエネルギーをつくり出しています。脳幹の場合と同じく、〝一定の負荷〟がかかるとミトコンドリアが元気になったり数が増えたりして、エネルギーが十分につくり出されるようになるのです。

生命の危機や一定の負荷といっても、本当に命が危ぶまれたり苦難が強いられたりするような、深刻な状況である必要は全くありません。暑さや寒さといった「少しのストレス」でも、脳幹やミトコンドリアは十分に活性化します。私たちがちょっと面倒だなあと思ったり負担に感じたり、あまり気が進まなかったりするような要素は、脳幹やミトコンドリアにとっては全て、本気モードに切り替わるためのモチベーションになるというわけです。

家族みんなで「空腹」の日常を取り戻す

例えばその要素の代表格が「空腹」です。

もう少し具体的に言えば、「少なく食べること」（少食）や「食べないこと」（断食）が、極めて重要な「少しのストレス」となります。いつもお腹いっぱい食べることが当たり前になっている人には、少食や断食は「過剰なストレス」にさえ映るかもしれませんが、全身の細胞たちにとっては待ちに待った「少しのストレス」なのです。

そもそも、「食べる」（食べ物を消化・吸収する）という行為は、他の生き物の命をもらって自分用の材料に変えていくわけですから、本来、体にとっては「非日常」の一大イベントだといえます。そのため、全身の細胞たちは、食事をとっていない「日常」の時間を使って、自身のメンテナンスをじっくり行います。つまり、常に何かしら食べているという生活は、細胞たちから「日常」を奪い取る行為に等しく、いつまでたってもメンテナンスが十分に行えません。こうしてさまざまな健康問題につながっていってしまうわけです。

だからこそ、飽食の現代人は1日2食以下にしたり、1食の量を減らしたり、時には1日0食の日も設けることで「空腹」の時間を意図的に作り出し、細胞にメンテナンスの時間をしっかり確保してやる必要があるのです。

「空腹」の時間をつくることによって、▽血糖値が安定する、▽消化吸収能力が向上する、▽良質な睡眠が確保できる、▽食事からの有害物質の取り込みが減る、▽長寿遺伝子のスイッチが入る、▽集中力が高まって頭がよくなる……といったような、さまざまな健康効果が期待できます。心身の病気を治す驚異の効果も数々の研究で報告されています。それぞれの詳細については省略しますが、ここでは「デトックス（解毒）効果」にふれておきたいと思います。

有害物質は脂溶性のものが多いため、私たちの体内に入り込むと脂肪組織に蓄積されやすくなります。この時、「空腹」の時間をつくると（特に断食を行うと）、エネルギー源として体脂肪が使われることから、その際に蓄積していた有害物質が遊離して、体外に排出しやすくなるのです。そしてこのことは、「トランス脂肪酸の解毒」にも役立ちます。

実際、断食の前後で自己採血式脂肪酸検査（第4章を参照）の結果を比較すると、トランス脂肪酸の数値も明らかに低下します。脂質改善の手段としても「空腹」が有効なのです。

最終的には、7日間以上の長期断食にぜひチャレンジしてみてください。皆さんの健康レベルが飛躍的に高まるはずです。具体的な方法については、私の著書『【図解】脳がよみがえる断食力』（青春出版社）などに分かりやすくまとめましたので、参考にしてください。

なお、成長期のお子さんには「1日断食」をおすすめします。例えば、まず朝食に玄米ご飯のおにぎりをよく噛んで食べ、それ以降は昼食も夕食も抜いて就寝し、翌朝も食べずに過ごします。そして24時間が経過してから昼食をとり始めるという方法です。朝食ではなく昼食をスタートにするのもよいでしょう。土日など休日を使えば、ご家族の皆さんでイベントのように行えるのではないでしょうか。

いずれにせよ、「空腹」に対する恐怖感や先入観を捨て去り、少食や断食を日常的・習慣的なものにすることが、「少しのストレス」の一要素として非常に大切です。毎日の食事の延長線上として実践できるため、新たに何かを始めるよりもハードルは低いはずです。前章とのつながりで言えば、大人と子ども両方の「食育」の一環としても、実に有意義だと思います。

子どもたちの細胞が元気になる暮らしとは

「空腹」以外に、普段の生活ではどのような要素が「少しのストレス」になるのでしょうか。そのヒントとなる一家の暮らしぶりをご紹介しましょう。

広島県のとある町の山奥には、子ども6人と夫婦の計8人で暮らす大家族がいます。小学生の子どもは、通学のために険しい山道を往復する毎日です。しかも、場所によってはきちんと整備されておらず、がれきの急斜面をよじ登ったりずり落ちたりするようにして進まなければなりません。そんな通学路を、時間をかけて平然と行き来する子どもたちの姿には圧倒されます。

小学生の長男は学校から帰ると、家族の夕食の準備にとりかかります。実は、この家は山奥にあるため水道やガスが通っておらず、井戸に水を汲みに行き、かまどで火を起こすところから始める必要があるのです。さらには火を起こすための薪割りも、この長男の日課となっています。斧を扱うのも手慣れた様子です。

電気は通っているものの冷蔵庫はなく、食材の大半は自給自足でまかなっています。畑からその日に使う分の野菜を収穫してきて下ごしらえするのも、かまどで調理するのも、子どもたちだけで協力しながら当たり前のようにやっています。家族の服を洗濯したり洗いあがった服を干したりするのも、お風呂を薪の火で沸かしたりするのも、全て子どもたちの仕事です。

また、この家にはエアコンやテレビなどの家電製品が見当たりません。夏場は部屋の中に蚊帳をつって、窓を開けて眠っています。子どもが喜びそうなゲーム機の類もありません。コーラやガムなども口にしたことがない（味を知らない）といいます。いわゆる「今どきの子ども」とは、何もかもが全く違います。

一家の生活ぶりは実にたくましく、子どもたちにも悲壮感は全くありません。テレビやゲームがなくても別に構わないとさえ言います。要するに、こうした生活が決して特別なものではなく、いたって普通の何でもない日常になっているわけです。

この一家を支えるお父さんは稲作や養豚で生計を立てています。収入は決して多くないものの、こうした生活を通じて、生きていくために必要な術を学んだり身につけたりする機会を子どもたちに与え、判断力や行動力を磨いて「人間力」のある大人に成長してほしいと考えているそうです。老若男女全てのお手本になる、素晴らしい教育方針だと思います。

一部には「親の趣味の押しつけ」「子どもたちがかわいそう」などという意見もあるようですが、そもそも、子育てというものはどの家庭でも、多かれ少なかれ「親の趣味（価値観）」に依存しているわけで、よその家庭のやり方に口出しするのはナンセンスにさえ映ります。それに、前述のように、子どもたちは日々の生活に耐え忍んでいるわけではありませんし、学校の友達のような「普通の暮らし」にあこがれている様子もみられず、友達とも仲良くしながらのびのびと日々を過ごしているようです。

そう考えると、「かわいそう」という感情を抱く人のほうが、本当は「かわいそう」なのかもしれません。

むしろこの一家は、日々の生活の中に「少しのストレス」となるあらゆる要素が詰まっています。子どもたちの細胞がどんどん元気になる、実に理想的な暮らしぶりです。

高齢者だけでなく子どもにも広がる「ロコモ」

特に、日常生活の中で体を動かす機会が多いのは、この一家の生活で高く評価すべきポイントです。結局のところ、子どもたちが分担している家事の数々は、かつての日本ではどの家庭でもみられた光景です。何ら特別なものではなく、あくまでも「日常」だったわけです。

要するに、掃除や洗濯、料理といった家事をこなすだけでも、今の生活と比べて頻繁に体を動かす必要があった、言い換えれば、意識しなくても体を動かす機会に恵まれていたということになります。「少しのストレス」と共に日々の生活を送れていたのです。

とはいえ、皆さんが今からこの一家のような生活に変えるのは、なかなか現実的ではありません。だからこそ、体を動かす機会を意識して増やさなければならないわけですが、近年の子どもたちの遊びといえば「家の中でゲーム」が定番となっています。昔のように、そこらじゅうに空き地があり、みんなで走り回っていたようなかつての光景は、すっかり見かけなくなってしまいました。

その弊害が実際に表面化しています。というのも、埼玉県医師会が県内の幼稚園から中学校までの子どもたち約1300名を対象に検診を行った結果、なんと全体の4割に「ロコモ」の兆候がみられたのです。

ロコモはロコモティブシンドローム（運動器症候群）の略語です。体を動かすのに不可欠な運動器（筋肉や骨、関節、神経など）に問題が起こって、日常生活に支障をきたすようになるのが特徴で、これまでは中高年層が推定対象者とされてきました。ところが近年になって、そんなロコモが子どもたちにも発生していることが指摘されるようになり、このような調査にいたったわけです。それにしても、ほんの数名ならともかく4割もの子どもが該当するとは、なんとも由々しき事態です。

子どもたちにみられる具体的なロコモの兆候としては、▽片足で立つのが困難▽うまくしゃがめない▽ボールが上手に投げられない▽ぞうきんをしっかり絞れない▽うまく転べず顔にケガをする……といったものが報告されています。また、こうした兆候を示す子どもの傾向として、運動量や運動経験が少ないというのに加えて、「運動量は多いけれども特定の運動に偏っている」というものがあります。同じ運動ばかりでは使う運動器の種類や動作が限定され、それ以外が衰えてしまうという構図が浮かびます。

つまりは、運動にも「多様性」が必要だということです。昔は日常生活の中で多様な運動や動作が自然にできていたからこそ、老いも若きもロコモなどとは無縁だったのかもしれません。

頭を動かすためにも体を動かす機会を！

そして、体を動かすことと同じくらい大切なのが、「座りっぱなしの時間をできるだけ少なくすること」です。

フィンランドの研究では、座っていることの多い生活習慣が男子小学生の学力低下に関連することが分かっています。この研究によると、小学1年生の時に中度から強度の身体活動を頻繁に行っていて、なおかつ座りっぱなしの時間が少なかった男児では、3年生になるまで読解力が優れていました。これとは対照的に、身体活動が少ない上に座位時間が長い子どもでは、1年生から3年生までを通じて読解力が最も低かったことも示されています。

研究チームは「中度から強度の身体活動」について、「メッツ」という世界共通の単位の数値で4を超えるレベルの活動を定義しました。これは例えば、平地での早歩き（1分で約100m）を15分行うよりも上回るレベルを想定しています。子どもたちの活動では、野球やドッジボール、石けり、公園の遊具での遊び、ビー玉遊びなどがこれに該当します。さしずめ、「みんなと外で遊んでいれば頭がよくなる」といったところでしょうか。

近年では子どもに関することに限らず、座りっぱなしが健康によくないことを示す研究結果が相次いでいます。具体的には、脳の構造自体を変異させたり、動脈硬化を助長したり、遺伝子レベルで老化を促進したりといったものです。しかも、どれだけ精力的に運動に励んだとしても、こうした悪影響を相殺することはできないだろうという見解もよくみかけます。

私たちは運動の重要性ばかりに注目しがちで、動かずにじっとしている時間を減らすことにには意識が向きにくいように思います。もっというと、じっとしている時間が1日どれくらいあるかを自覚している人のほうが、むしろ少ないのではないでしょうか。テレビを見たり、スマートフォンや携帯型ゲーム機に熱中したり、パソコンでネットサーフィンに興じたりといった時間は、全て座りっぱなしにつながります。デスクワークが多い人だと、思い返せば1日の大半が座ったままというケースも、決して珍しくないことでしょう。そういう人ほど、普段の生活では「体を動かすこと」と「座りっぱなしをやめること」の両方を心がける必要があります。

子どもたちの学力にも悪影響を及ぼすわけですから、家族みんなでこの両方を意識するようにしましょう。

菌たちとたわむれながら仲良く暮らそう

ご家庭での生活習慣で、皆さんの意識改革が必要だと思われるもうひとつのポイントは、「清潔すぎない生活」（菌と仲良く暮らす）です。

世の中の除菌・抗菌ブームはとどまるところを知りません。テレビCMやドラッグストアなどではさまざまな除菌グッズや抗菌グッズが宣伝され、私たちは「菌を徹底的に取り除かなくては！」と使命感に燃えるかの勢いでこれらを購入し、当たり前のように生活の中に取り入れています。そうかと思えば、テレビの健康番組や健康雑誌などでは油の話などと同じくらい、腸内細菌と腸の健康をテーマにしたものが頻繁に取り上げられています。

一般的には、除菌・抗菌の対象となっている菌と、私たちの腸内に住み着いている菌とは全く別のものだと認識されているかもしれませんが、結局のところ、もとはといえば腸内細菌も、環境中にいたものが私たちの体へとすみかを移しただけのことであり、実際には同じ種類の仲間です。つまり、かたや目の敵にし、かたやありがたみを感じているというのは、かなり矛盾しているようにも映ります。

私たちの体は、腸以外にも全身の表面に菌がびっしり埋め尽くしていて、その数はなんと最大8000兆個にも及ぶといわれています。大人であれば、体を構成する細胞の数の150倍前後であり、もはや想像すらつきません。ちなみに、これらの菌は決して「寄生」しているわけでも「感染」しているわけでもなく、私たちと「共存」しています。お互いになくてはならないフェアな関係です。腸に限らず、私たちの全身の健康が菌のおかげで成り立っています。

ということは、除菌や抗菌は、こうした共存関係にある菌たちを裏切る行為であると共に、自分で自分の首を絞めるような行為でもあるのです。

今日から、体にいる菌とも環境中にいる菌とも、同じように仲良く暮らしましょう。

除菌グッズや抗菌グッズから卒業しよう

そのための第一歩が、世に出回る除菌グッズや抗菌グッズの類と距離を置くことです。

これらの製品に用いられている成分にはさまざまな種類がありますが、特に有名なのは「トリクロサン」という抗菌成分です。せっけんやハンドソープ、練り歯磨き、マウスウォッシュ（洗口液）、うがい薬、食器用洗剤、手指消毒剤、ウェットティッシュ、さらには化粧品にいたるまで、実にさまざまな製品にトリクロサンが利用されています。お気づきのように、これらの中には子どもたちが毎日のように使っているものも含まれます。

ここ数年に限っても、トリクロサンの問題に関するさまざまな研究結果が報告されています。例えば、腸内細菌のバランス（腸内フローラ）を乱して腸の炎症や大腸がんを促進することや、抗生物質の効かない耐性菌を出現させうることが分かっています。前者は除菌グッズや抗菌グッズを通じて私たちの腸内にいる菌に、後者はこうした製品を洗い流した生活排水を通じて環境中の菌に、それぞれ悪影響を及ぼしているわけです。私たちが両者を「別のもの」と認識しがちであるのとは対照的に、トリクロサンは見境なく、世の中の菌という菌を手当たり次第に攻撃対象にすることが分かります。

トリクロサンではありませんが、抗菌・殺菌作用のある家庭用消毒剤を頻繁に利用する家庭の赤ちゃん（生後3～4ヶ月）では3歳時点での肥満が増加したという、カナダの研究結果もあります。逆に、天然素材のせっけんや洗剤などを利用している家庭では、子どもの過体重や肥満のリスクはほぼ半減していたといいます。「風が吹けば桶屋が儲かる」のごとく、消毒剤と肥満にどういう関係があるのかと思われるかもしれませんが、これも鍵となるのは「腸内フローラ」の異変です。

近年では、腸内細菌の中に「太りやすくする菌」や「痩せやすくする菌」がいることが知られるようになっています。つまり、通常であれば両者のバランスがとれているものの、消毒剤のせいで腸内フローラが乱れると「太りやすくする菌」が幅を利かせるようになると考えられるわけです。

アメリカの研究では、トリクロサン入りの練り歯磨きを使っていると歯ブラシにどんどん蓄積していくこと、電動歯ブラシや舌磨き用のブラシでは特に高濃度になること、トリクロサンを含まない練り歯磨きに切り替えても、この歯ブラシから2週間もトリクロサンが放出され続けたことが、それぞれ報告されています。

こうした問題を知れば知るほど、世の中の除菌・抗菌ブームに違和感を覚えると共に、こうしたグッズを自然と使いたくなくなることでしょう。

薬用せっけんを避けるだけでは意味がない！

２０１６年9月、アメリカ食品医薬品局（ＦＤＡ）は、トリクロサンなどの19種類の抗菌成分を含む、せっけんやボディーソープなどの販売を禁止する声明を発表しました。一般的なせっけんに比べて殺菌効果が高いという根拠がなく、長期的に使用した際の安全性も確かめられていないというのがその理由です。２０１７年12月には対象成分を24種類に拡大した上で、市販のヘルスケア製品への使用にあたり、「一般的に安全性や有効性が認められない」という見解を示すと共に、こうした製品の販売禁止を最終決定したのです。

ＦＤＡといえば、これと同じような流れでトランス脂肪酸の全廃をいち早く英断し、着手にいたったことからも分かるように、国民の健康に直結するようなこうした問題への取り組み姿勢が、常に積極的かつ的確です。ちなみに日本ではＦＤＡの２０１６年の発表を受けて、厚生労働省が日本国内で流通している薬用せっけんの実態調査に乗り出しました。世界の流れに反してトランス脂肪酸の規制に取り組もうとしない「後進国」ぶりを考えれば、政府レベルで動いているだけましともいえるわけですが、日本の場合は何かにつけて、自主性のなさや受け身の姿勢、対応の遅さばかりが目についてしまいます。

ちなみにトリクロサンは皮膚からも容易に吸収されるほか、母乳からも検出されることから、授乳中の赤ちゃんにもダイレクトに悪影響を及ぼすことになります。厚生労働省の実態調査は薬用せっけんのみが対象となっていて、前述のような、トリクロサンなどを含む可能性のある種々の生活用品はそこから外れてしまっているのです。そしてもちろん、トリクロサン以外の成分なら大丈夫というわけではありません。国内の動きだけを判断材料に、たとえ薬用せっけんを使わないようにしていたところで、家族や子どもたちを守るためにはまったく十分ではないのは明らかです。

こうした問題や背景を知った皆さんは、いま家でストックしている除菌グッズや抗菌グッズの数々を、果たしてこれからも使い続けることができるでしょうか？

清潔すぎない生活を送るための４つのポイント

菌たちと仲良くする上で次に取り組むべきは、菌とたわむれる環境を意図的に確保することです。そのための方法としては、①動物とふれあう、②食器洗い乾燥機を使わない、③土の付いた野菜を買う、④日本伝統の発酵食品を食べる……というのが主なポイントとなります。

例えば、ペット（特に犬）を飼育している家庭の赤ちゃんの腸内には、アレルギーや肥満のリスクを下げるような種類の細菌が多くみられることが示されています。動物との生活は、動物の体にいる菌との生活でもあり、そのおかげで腸内フローラが豊かになって、「太りやすくする菌」と「痩せやすくする菌」のバランスがとれたり、免疫システムが安定したりするからだと考えられます。

食洗機を使うのがなぜよくないかというと、食器を熱湯で洗って熱風で乾かすことにより、食器の表面についた菌たちを全滅させてしまう恐れがあるからです。逆に、食器を手洗いするようにしていれば、洗った後の食器に残った菌たちと仲良く生活できます。実際、食洗機を利用しない家庭の子どもはアレルギーの発症率が低いという研究結果も報告されていて、食器を手洗いすることの利点を強調しているように思います。

土の付いた野菜を買ったり、家庭菜園で土いじりをしたり、和の発酵食品を取り入れたりするのも、菌たちと仲良くする絶好の機会になります。発酵食品は、それを食べることで腸内フローラに対してダイレクトによい影響を及ぼすことだけでなく、それが家にあったり、食事の準備の際に手でふれたりすることも、菌とたわむれる環境づくりの一環となります。

除菌や抗菌が当たり前になってしまった人にとっては、こうしたポイントは「汚らしい」とか「何となく不潔」などと映るかもしれません。しかし結局のところ、どんなに清潔にしている人であっても決して「無菌」ではありませんし、菌たちの存在なしに私たちは生きていくことができないのです。何千兆個という単位の菌がご家族の皆さんの全身にいることを、もう一度思い出してみてください。それが、菌たちと仲良くするという意識改革につながっていきます。

ちなみに海外では「菌入りスキンケア製品」の開発も進んでいます。ニキビや皮膚炎など、さまざまな皮膚の病気の治療に役立てるべく、皮膚にいる菌たちの生態系、いわば「皮膚フローラ」を菌の力で改善しようというものです。まさに、「菌をやっつける」のではなく「菌と仲良くする」という考え方であり、非常に将来性を感じます。そのうち、菌と仲良くしない人のほうが「けがらわしい」と思われるような時代さえやってくるかもしれません。

ときには山や海で大自然を満喫しよう

ところで皆さんは、野山や海、川、湖などに出かけて自然を満喫することがありますか？

これは、「清潔すぎない生活」や「菌たちとたわむれる環境」にもつながるわけですが、それ以外の面でも、自然には何か特別なパワーがあるように思います。

実際、ここ数年に限っても、自然環境が私たちに健康効果をもたらすことを示した研究結果がいくつも報告されていて、特に「脳」や「心」へのメリットが目立ちます。例えば、▽街中での自然とのふれあいがメンタルヘルスによい影響を与え、衝動性の強い人で特に顕著であった（イギリスの研究）、▽農村や沿岸地域、国立公園などの保護区域を訪れた人は、都市部の緑地空間に比べて精神的な充足感が高かった（イギリスの研究）、▽オーシャンビューは精神的ストレスの度合いを大きく低下させた（アメリカの研究）……といったものです。

子どもたちに関するものもあります。▽自宅周辺に緑地空間が多い子どもでは注意力検査の成績が優れていた（スペインの研究）、▽自宅の１㎞以内に公園などの緑地が多い子どもでは、少ない子どもに比べて攻撃性が低かった（アメリカの研究）、▽自然とふれ合う頻度の高い子どもでは精神的ストレスや多動などの行動問題が少なかった（香港の研究）……というように、やはり〝健脳効果〟があることが伝わってきます。

さらに興味深いのは、「親子の絆を強める」というアメリカの研究結果です。この研究では、母親と女児（10～12歳）を対象に、自然の中もしくは屋内のショッピングモールを一緒に歩いてもらったところ、自然の中のほうが親子のコミュニーションが活発になったり、母親の注意力が高まったりしていました。やはり自然には不思議な力がありそうです。

こうした研究をみると、都市部の緑地空間（公園や遊歩道、河川敷など）でも十分に特別なパワーを持っていることが分かりますが、やはり、たまには都市部を離れて、本格的な自然と向き合う時間をつくりたいものです。木々を愛でたり、鳥のさえずりを聞いたり、空を見上げたりして、家族みんなで四季の移ろいを楽しむようにしましょう。

「森のにおい」はリラックス効果だけにとどまらない

木々の生い茂った場所を歩くとすがすがしい気分になりますが、これは主に、木々から放出されている揮発性の油（精油成分）によるものだと考えられています。その多くに特有の芳香があり、いわゆる「森のにおい」を作り出しています。

私は、地元京都での早朝ウォーキングを日課にしていて、鴨川の河川敷や下鴨神社、上賀茂神社、京都御所など緑の多い場所が定番コースとなっています。そして実際、これらの場所に足を踏み入れた途端、それまでとはがらりと一変するある種の「気」のようなものを、いつも強く感じるのです。これにも「森のにおい」が深く関係しているのでしょう。

総じて、広葉樹よりも針葉樹のほうが精油成分を多く放出していて、その代表格がヒノキの精油成分（ヒノキチオール）です。ヒノキ風呂やヒノキのまな板などから漂ってくる独特の香

図24　ヒバ精油の抗腫瘍効果（濃度変化）

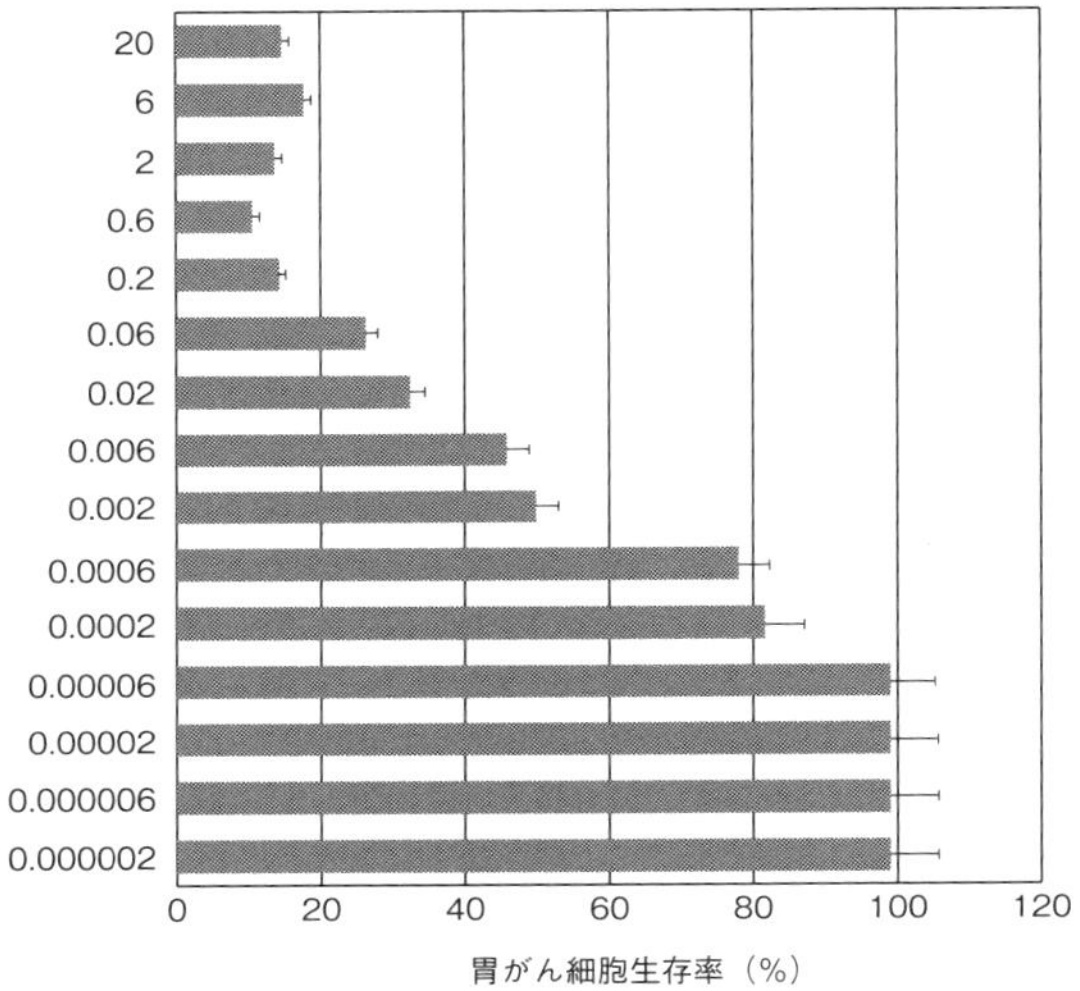

・ヒバ精油は濃度依存的に胃がん細胞の生存率を低下させる。
・0.002ug/ml のヒバ精油にて、50%の胃がん細胞が細胞死を起こす。

（富山大学の発表資料より、2018 年）

りにリラックス効果や抗菌効果があることは、比較的よく知られているかと思います。

近年では、このヒノキチオールなどの精油成分が、なんとがんの増殖や転移を抑制したり、認知症を改善したりするという日本の研究結果も報告されています（**図24**）。さしずめ、「森のにおいが病気を治す」といったところでしょうか。皆さんにとっては、にわかに信じがたいことかもしれません。しかしこれも、私たちの体を構成する細胞の立場になってみると、それほど不思議なことでもないのです。

地球を取り巻く空気は、酸素や窒素、二酸化炭素などの気体が混ざり合ったものだと教えられてきましたが、実際にはそんなに単純なものではありません。陸地の約3割を占めるといわれる森林からは、さまざまな精油成分が常に大量に放出されていて、これらも空気の原材料となっています。ということは、私たち人間の体は、こうした精油成分をたっぷり含んだ空気を吸い込むことを前提として、細胞レベルでさまざまな生理作用が発達・進化してきたと考えられるわけです。

つまり逆に言えば、「森のにおいが病気を治す」のではなく、「森のにおいが周りにないから病気になる」というようにもとらえることができます。だからこそ「病気を防ぐために森に行く」という機会を、意図的に設けるべきなのではないでしょうか。

神社仏閣の周囲には、精油成分を多く発散するヒノキ科の針葉樹が植えられていたり、そうした樹木が茂るところに神社仏閣が建てられていたりします。単に建材として使われていたからというだけでなく、昔の人たちは鋭い感性によって、精油成分の特別な力を感じ取っていたのかもしれません。

そう考えると、「森のにおい」だけでなく「海のにおい」などもしかりです。ちなみに磯の香りの正体は、海藻類が放出する芳香成分によるものですが、やはり草木の精油成分と同じように未知の健康効果を秘めている可能性があります。そして、それらが合わさったものが、自然の持つ「特別なパワー」なのかもしれない――。

こういったことに思いを巡らせながら自然と親しむのも、また一興だと思います。

親子の週末キャンプ体験で体内時計を健全に！

そんな、大自然を満喫する上で私が強くおすすめするのが、ご家族でのキャンプです。

私は学生の頃から山登りが大好きで、そのたびにテント泊をしては大自然の素晴らしさを全身で感じてきました。また、縁あって5年以上前からコンディショニングのサポートをしている大横綱の白鵬関と一緒に、故郷のモンゴルを訪れてゲル（伝統的な移動式住居）での宿泊体験もしたことがあります。

こうした「屋外で泊まること」（戸外睡眠）には大きなメリットがあります。それは、体内時計をリセットして睡眠の質を高めるというものです。

例えばアメリカの研究では、1週間のキャンプ（スマートフォンの持ち込みなし）が体内時計をリセットし、自然の明暗サイクルとの調和が高まることを発見しました。また、自宅で過ごす通常の1週間に比べて、唾液中のメラトニン濃度も変化していました。メラトニンは睡眠や体内リズムを調節するホルモンですが、この研究では、キャンプ中は日没あたりでメラトニン濃度が上昇し始め、「生物学的な夜の時間」が約2時間早まっていたといいます。

それに伴って、キャンプを行った人は普段よりも早く就寝し、朝早くに目覚めていました。目覚める時間は日の出の時間帯に近いものだったとのことですから、まさに「太陽と共に眠り、太陽と共に目覚める」という〝自然的睡眠〟にシフトしていったわけです。

とはいえ、「1週間もキャンプするなんて現実的ではない」「そんなに長い休みをとれるわけがない……」といった声も聞こえてきそうです。しかし、どうぞご安心ください。研究チームは、週末の土日を使っただけの1泊2日のキャンプでも体内時計がきちんとリセットされ、睡眠の質が改善することを示しているのです。これならそれほどハードルは高くないはずです。

なお、この研究ではキャンプにスマートフォンを持ち込まなかったことからも分かるように、現代人が人工的な光にさらされている問題についても指摘しています。人間の祖先は早く就寝して日の出と共に起きていたと考えられるのに対し、現代人の多くは日中に屋外でほとんど活動しない上に、夜遅くまで起きていて、しかもパソコンやテレビ、スマートフォン、タブレット端末などの画面を通じて、人工的な強い光に常にさらされています。こうした生活が体内時計を狂わせ、睡眠のトラブルだけでなく、心身のさまざまな健康問題を招いているのです。

皆さんも時には、ご家族での週末のキャンプを通じて自然の明暗サイクルに身をゆだね、そして「スマホ断ち」なども行いながら、全身の細胞が喜ぶ自然的生活を思い出してみてください。本格的なキャンプではなくても、設備の整ったオートキャンプ場やグランピング施設などを利用すれば、誰もが気軽に「戸外睡眠」を体験できます。ぜひチャレンジしてみてください！

夜には「薄明かり」を心がけよう――間接照明のすすめ

近年では、前述のような電気製品からの人工的な光が私たちの健康を害することについては、

図25　夜間の光とメラトニン不足

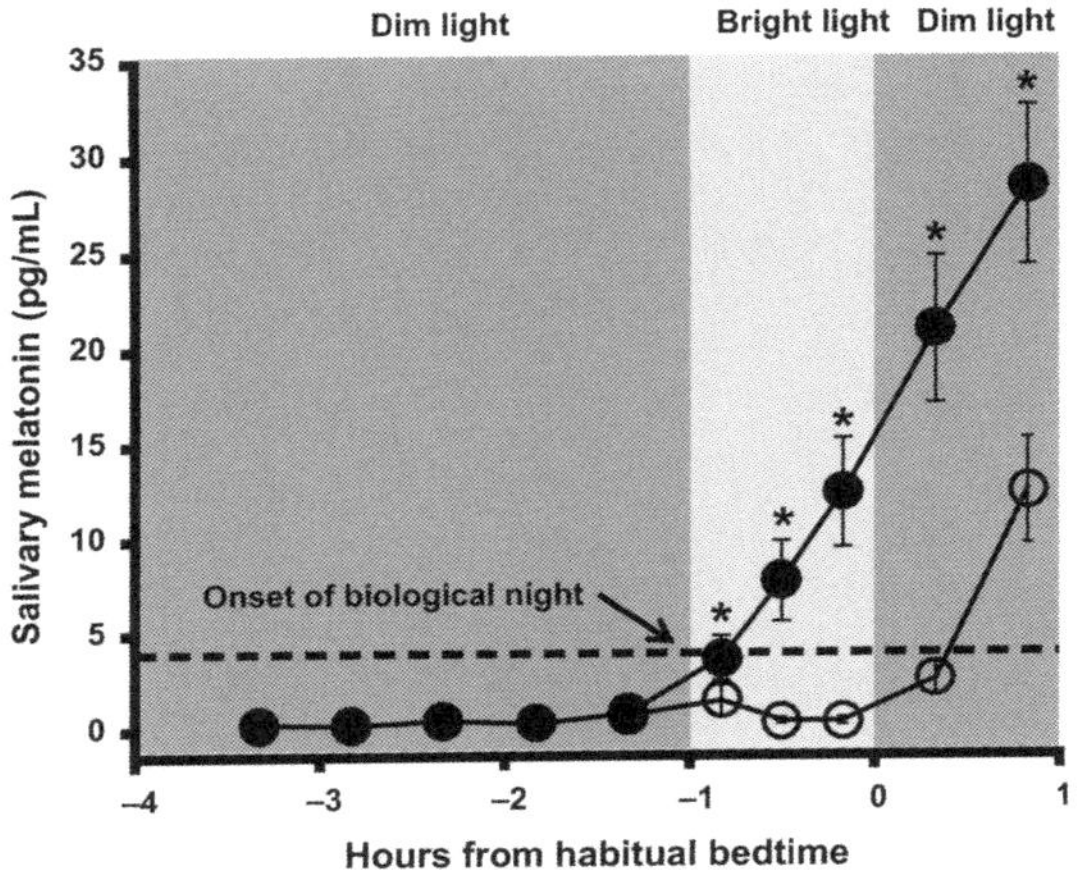

（出典：“Sensitivity of the circadian system to evening bright light in preschool-age children.”）

比較的よく知られるようになってきた感がありますが、一方で見落とされがちなのが「照明」です。実際、明るすぎる部屋にいると子どもたちにも悪影響を及ぼすことが、アメリカの研究で報告されています。

この研究では、3～5歳の子どもが就寝前、1000ルクスの光（明るい部屋に相当）に1時間さらされると、メラトニンの産生量が9割近くも抑制されることを発見しました。また、この光を消した後も1時間弱はメラトニン量が低下したままでした（**図25**）。グラフの黒丸（●）が正常なメラトニン産生量で、白丸（○）が明るい光（Bright light）にさらされた場合の産生量です。後者では、縦軸のSalivary melatonin（唾液中のメラトニン濃度）が大幅に低下しているのがよく分かります。

メラトニンは、目の網膜に光が入り込む日中には合成が抑えられ、夜になるにつれて促進されます。1日の中で血中濃度が変動し、これによって睡眠／覚醒のリズム調節などが行われています。研究チームは、若い人ほど瞳孔が大きく、水晶体の透明度も高いことから、光への感受性が強く、結果としてメラトニン産生低下などの問題を生じやすいのではないかと推測しています。そのため、小さな子どもの場合は、強い光にさらされた一晩だけ睡眠のトラブルを生じるというわけではなく、その日以降も慢性的に問題を抱える恐れがあるのです。

また、メラトニンには体温や血圧の調節作用や酸化ダメージから身を守る作用などもあることが知られています。つまり、メラトニンの産生がおかしくなると、睡眠以外にもさまざまな面で悪影響を受けやすくなるわけです。例えば女性では、月経のトラブルや乳がんのリスクにつながることなどもよく知られています。

近年では、大人だけではなく小さな子どもの「宵《よい》っ張《ぱ》り化」が懸念されています。日本で行われた全国調査では、幼稚園や保育園に通う3歳から6歳の子どもの約1割が早寝早起きを苦手としていて、その数は日本全体で30万人にも達するのではないかといわれています。実に嘆かわしい調査結果であり、これが完全に保護者の責任であることは明白です。

ちなみに、先ほどの図の中にあるDim lightは「薄明かり」のことですが、実はこの薄明かりにこそ、子どもの「宵っ張り化」対策の大きなヒントがあります。

日本の住宅は海外に比べて照明が明るすぎる傾向がみられます。いわゆる「直接照明」によって、部屋の隅々まで明るくするという習慣があるからです。特に近年では、昼夜に関係なく、天井に設置した明るいシーリングライトのもとで生活するというスタイルがすっかり定着しています。

その一方で、欧米の住宅では間接照明を活用しながら、屋内でも場所によって明るさの強弱やグラデーションを上手につくり出し、夜の時間を過ごすのに適した光環境となっています。ホテルの客室の照明が総じて薄暗いのも、リラックスできるようにという配慮であり、宿泊客の睡眠を最優先に考えているからです。

しかし、昔の日本でも、行燈《あんどん》や提灯《ちょうちん》などの「間接照明」を使いながら日々の生活を送っていました。もともとは欧米と同じく「薄明かりの文化」だったのです。

小さいお子さんがいる／いないにかかわらず、就寝前の時間は意識して照明を落とす（薄暗くする）ことを心がけてみましょう。

サマータイムの導入は絶対に反対！

2020年の東京オリンピックに向けて、「日本にもサマータイム（夏時間）を導入しよう」という話がにわかに活発化した時期がありました。

1年の中で太陽の出ている時間帯（夏場）を有効に利用する目的で、基本的には時計の針を1時間進めようというのがサマータイムです。日中の明るい時間のうちに仕事をこなせば、夜は家族との団らんや趣味などの時間にあてられるし、犯罪や事故も減らせる……ということで、緯度が高く夏場の日照時間が冬場に比べて大幅に長い欧米諸国を中心に、サマータイムが制度化されています。要するに、夏の時期だけ時間軸をずらして、早めの時間帯から活動しましょうという考え方です。

夏の猛暑が全国的に年々厳しくなっている日本。そんな国で夏季オリンピックを開催すれば、暑さのあまり各国の代表選手たちが本来の力を発揮できなかったり体調不良が続出したりして、大会の運営自体が危ぶまれるのではないかという懸念から、サマータイムを導入して朝の涼しい時間を競技時間にあててはどうか……という話が浮上したわけです。

これだけを見ると、サマータイムの導入は理にかなっているように映るかもしれません。あるいは、「時計の針を少し動かすだけなら簡単なことなんじゃないの？」と思う人もいることでしょう。しかし実際には「ノー」です。絶対にやってはいけません。

その理由を示唆するような深刻な研究結果をひとつ紹介しておきましょう。それは、サマータイムを導入すると流産のリスクを高めてしまうというものです。

この研究によると、体外受精を行った受精卵（胚）を女性の子宮内に移し入れるという不妊治療を、春（3月上旬）や秋（11月中旬）に受けた女性では、妊娠成功率はいずれも同じくらい（4割強）であったほか、流産率も15～17％とほぼ同等でした。ところが、サマータイムの実施中（3月中旬～11月上旬）に不妊治療を受けた女性では、流産の発生率が大幅に高まって

図 26　不妊治療の実施時期と流産率の比較

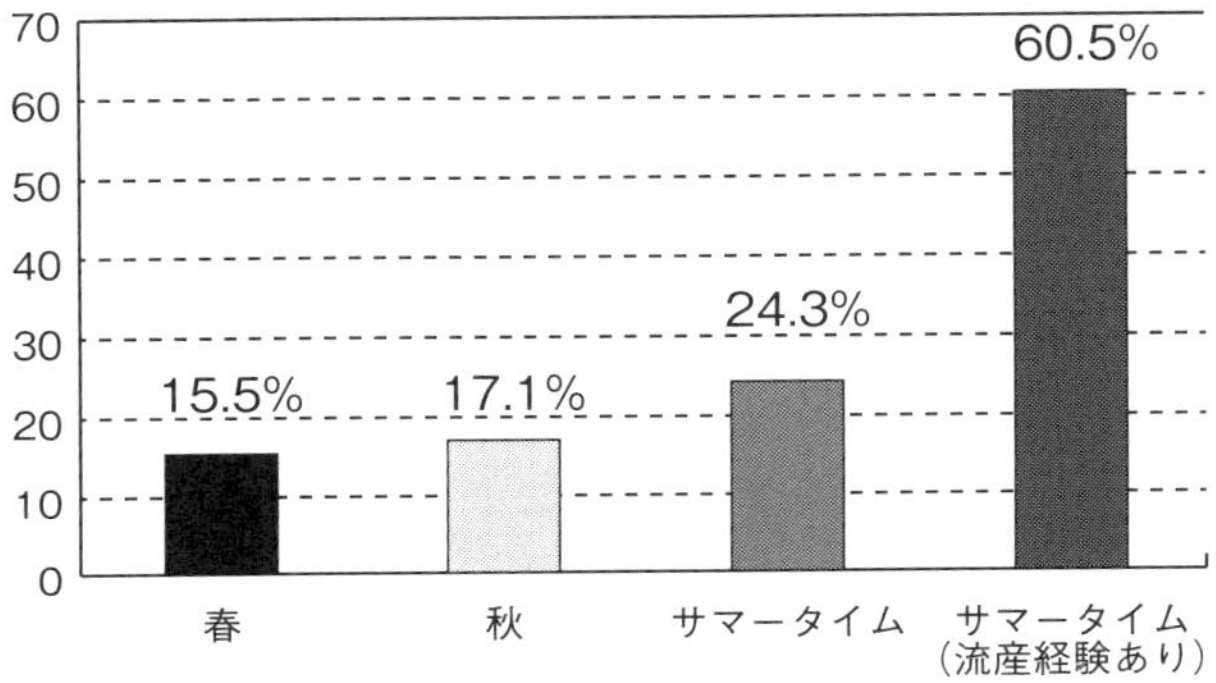

（出典：“Impact of daylight savings time on spontaneous pregnancy loss in in vitro fertilization patients.”）

いました。過去に流産の経験がある人では特に顕著だったことも、グラフを見れば一目瞭然です（図26）。

妊娠や出産は、1日の明暗サイクルや体内時計と特に深く関連しています。例えば、月曜日から金曜日まで規則正しい生活を送っている人が週末だけ朝寝坊するというような、いわゆる「社会的時差ボケ」でさえも、月経のトラブルや不妊につながることが知られています。この研究からは、たった1時間の時差であっても細胞の環境を乱す要因になるのだということが伝わってきます。

時計の針は人間が勝手に動かしてはならない。時間というのは「自然」や「宇宙」が決めることであって、人間はそれに従っていればいいだけの話。生まれてくる新たな命のためにも、太陽と共に、自然と共に生きていくべきである……。そんな当たり前のことを、この研究結果は私たちに改めて教えてくれているかのようです。

実は、戦後の日本でも、GHQの占領下でサマータイムが導入されたことがあります。しかし、日本の風土や文化にはそぐわないため、数回の実施で廃止にいたったという経緯があります。また、サマータイムを実施中の国々でも廃止すべきという意見が多数派だといいますから、何とも皮肉です。いずれにせよ、サマータイムの導入には断固反対します。

全身の細胞を震わせて「自然の音」に親しもう

ご家族皆さんでぜひとも取り入れていただきたい生活習慣に「音楽」があります。特に、レコード音楽を家庭で満喫していただきたいのです。私自身が大のレコード音楽好きということもありますが、それを抜きにしても、「レコード音楽のある暮らし」には非常に大きな意味があります。

音には、私たちの耳に聞こえる音（可聴音）と聞こえない音（非可聴音）があり、この2つが組み合わさると、私たちに心身の両面から健康効果をもたらすことが分かっています。具体的には、免疫力アップ（白血球の活性化）と心の安定（リラックス効果）に集約することができます。

耳で聞こえる音はともかく、なぜ聞こえない音まで私たちに影響を及ぼすのかというと、音波の刺激を通じて全身の細胞が振動・共鳴するからです。聞こえる音でも聞こえない音でも音波であるのは共通していて、細胞はどちらも同じものとして受け取るわけです。

そして、聞こえる音と聞こえない音の両方が組み合わさって鳴り響いている理想的な場所は「熱帯雨林のジャングル」であるといわれています。実際、日本で行われた最近の研究でも、熱帯雨林の環境音を聞かせたマウスでは平均寿命が17%も伸びていたことが報告されていて、私たち人間にも同じような恩恵をもたらすだろうと期待されています。こんなところにも、自然の持つ特別なパワーを感じずにはいられません。

川のせせらぎや木々を揺らす風の音、多くの種類の動物や鳥たちの鳴き声など、熱帯雨林にはさまざまな種類の自然の音であふれているだろうことがイメージできるわけですが、そうかといって、健康効果を得るためにわざわざ熱帯雨林を訪れるわけにはいきません。

だからこそ、私は「オーディオ装置で再生したレコード音楽」を推奨するのです。

CDやインターネット配信の音楽などとは異なり、レコードは音の情報量が豊富で、聞こえない音もカットされずに残されています。また、聞こえる音と聞こえない音が合わさることによる健康効果は、イヤホンやヘッドホンを通じては得ることができず、スピーカーから発せられることで、初めてその力が発揮されることが分かっています。さらに、オーディオ装置を通じてスピーカーから流れてくるレコード音楽は、自然界の音に最も近いことも確かめられているのです。

つまりレコード鑑賞は、熱帯雨林レベルの音環境を再現できる、現実的かつ効率的な数少ない方法だというわけです。もちろん、機会があれば生演奏のコンサートに出かけるのも一計ですが、皆さんのご家庭でも、ぜひオーディオセットを揃えてレコード音楽を日常的に堪能していただきたいと思います。全身の細胞が喜ぶこと請け合いです。

音楽が子どもたちにもたらすさまざまな健脳効果

音楽は、生まれる前から成長後にいたるまで、あらゆる段階で子どもたちにメリットをもたらします。しかも、それらは共通して「脳によい」のです。

例えば、フィンランドの研究では、お腹の赤ちゃんに音楽を聞かせると脳の発達を増進する（学習能力を高める）ことを示唆しています。研究チームは、妊娠27週から生後6ヶ月までの期間が、音楽を聞かせるのに最も重要な時期だとしています。

また、アメリカの研究では、乳児期（生後9ヶ月）の赤ちゃんがワルツのようなリズムの音楽を聞いたり、両親と一緒に拍子をとったりすると、赤ちゃんの言語能力が向上しうることを報告しています。将来的に起こりうる事柄を予測する力も高まっていたとのことで、音楽と脳の関連性は実に奥深いものだと改めて痛感させられます。

音楽が脳の神経ネットワークを新たに構築することを示した、メキシコの研究もあります。これは、5〜6歳の健康な子どもに9ヶ月の音楽レッスンを行ったもので、自閉症やADHD（注意欠陥多動性障害）の治療にも役立つのではないかと期待されています。

さらには、学校の成績アップにもつながるという、頼もしい研究結果も示されています。オランダの小学生を対象に、通常のカリキュラムに加えて音楽の特別授業を実施したところ、認知力や計画力、統括力、作業完遂力が高まっていたほか、学業成績も改善していました。こちらも、音楽とは関係のない教科でも成績が上がっていたといいますから、やはり音楽の持つポテンシャルは計り知れません。

それにもかかわらず、他の教科との競合や資金難などのせいで、学校での音楽教育が世界全体で衰退しているといいますから、何とも嘆かわしいことです。せめて、各家庭ではレコード音楽を通じて、子どもたちに最高の「自然の音」を提供してあげてください。

元気な子どもを育む「野性的生活」のヒント

最後のまとめとして、非常に示唆的な研究結果を紹介しておきたいと思います。

アメリカと南米ベネズエラの共同研究チームは、都市部に住む大人と子どもに、ベネズエラの熱帯雨林の先住民族が暮らす集落で2週間ほど生活してもらいました。この集落では狩猟・採集・農耕の生活習慣や食習慣が定着していました。

そこでは、キャッサバ（イモの一種）やトウモロコシ、さまざまな野生の果物（バナナ、パイナップル、ベリー類）、魚のほか、少量の狩猟肉や、野鳥の巣から採集した卵などが典型的な食事として提供されました。間食（おやつ）にも果物やキャッサバを毎日食べてもらいました。研究チームは欧米型の食事に比べて、「動物性タンパク質がほとんど含まれておらず、食物繊維が極めて多く、脂肪が非常に少ない未加工の食事」であったと述べています。

また、滞在先の家庭で営まれている、1日の自然な明暗サイクルに従ってもらいました。具体的には、電気が通っていないために夜は早く寝て、朝は日の出と共に起床するという生活です。さらに、シャンプーやせっけんを使わずに川で入浴してもらうという徹底ぶりでした。

その結果、大人の体に住み着いている菌類のバランス（フローラ）については、この集落の滞在期間中に大きな変化がみられなかったのに対し、子どもたちの腸内フローラは多様性が高まっていた（菌の種類が増えていた）のです。フローラの多様性の高さは健康レベルの高さと比例します。

これまで一般的には、子どもの腸内フローラは3歳までにはほぼ完成し、大人と同じようになると考えられていました。しかし今回の研究に参加した子どもは4歳と7歳だったことから、腸内フローラの成熟期間は3歳まではなく、もっと長い可能性があると研究チームは述べています。

先住民族との暮らし――いわば「野性的生活」――は、腸内フローラだけでなく、さまざまな方向から子どもたちの健康レベルを格段にアップさせたと考えられます。トランス脂肪酸などの有害物質とは無縁の植物性主体の良質な食事、日常にちりばめられた少しのストレス、環境中の菌たちとたわむれる暮らし、目の前は常にジャングルの大自然、早寝早起きで体内時計をリセット、そして熱帯雨林から聞こえてくる理想的な「自然の音」……。子どもたちが健やかに成長する上でのあらゆる要素を兼ね揃えていると思います。

お気づきのとおり、これは前述した広島県の一家の暮らしぶりにも通じる話です。食習慣や生活習慣に関する、こうしたたくさんのヒントやエッセンスを、皆さんのご家庭でもどんどん活用していってください。

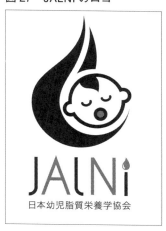

あとがき　子どもたちに明るい未来を残すために

私は２０１８年の夏、新たなプロジェクトを始動すべく、「日本幼児脂質栄養学協会」を立ち上げることに決めました。英語名のJapan Association of Lipid Nutrition for Infantsの頭文字をとって、通称ＪＡＬＮＩ（ジャルニ）と呼んでいます（**図27**）。

ＪＡＬＮＩは、私が提唱する「細胞環境デザイン学」の中核ともいうべき「脂質栄養学」に注目し、特に胎児や乳幼児における脂肪酸バランスの改善を通じて、心身の健康の維持増進を図ることの重要性を全国に広めるために誕生した組織です。

図27　JALNIのロゴ

子どもたちの健康を脅かす因子は実にさまざまです。大きく分けると、「食」に関する因子、「環境」に関する因子、そして「生活習慣や教育」に関する因子の３つがあげられます。なかでも、最も深刻で重大なのは「食」に関する因子です。これは、食事の質や内容の話だけでなく、毎日の食生活にどのような問題があるかを認識していなかったり軽視していたりする人が多いこと、肝心の子育て世代で特に顕著であることも、「食」という大きなくくりの中の重大な〝危険因子〟のひとつだと思います。

＊＊＊

そんな「食」の中でも、栄養面で特に注意すべきは「脂質」です。タンパク質や炭水化物、ミネラル、ビタミンなどにおいても、毎日の食生活でそれぞれ種々の問題が生じているのは言うまでもありませんが、こと脂質については、その深刻度合いが際立っています。

なぜなら、多くの人が「脂質はエネルギー源」としか考えていないからです。

本書でも述べてきたように、実際には細胞の生体膜の主要成分となったり、体内の反応をコントロールするためのホルモンのような物質になったりすることで、それぞれ極めて重要な役割を担っています。これらはいずれも、エネルギー源としての役割よりもはるかに重要です。しかも、摂取する脂質（脂肪酸）の種類によって、これらの役割をまっとうできるか否かが決定づけられます。これが「否」の場合、子どもたちの心と体にあらゆる方向から悪影響を及ぼすことも、本書でお伝えしてきたとおりです。

だからこそ、毎日の食生活での「油のとり方」が、とりわけ大きな鍵を握るのです。

第４章でもご紹介したように、『週刊新潮』２０１８年６月14日号と21日号に２週連続で、トランス脂肪酸の含有量が多い市販の該当製品が実名入りで告発されると共に、トランス脂肪酸の健康問題に関する私のコメントも併載され、大きな反響を呼びました。新潮社は、私の代名詞的な存在である『細胞から元気になる食事』（２００６年刊）を上梓した出版社でもあります。こうした経緯から、今こそ絶好の時機だと判断し、ＪＡＬＮＩを立ち上げるにいたったのです。

現在では、ＪＡＬＮＩの趣旨や経緯に賛同してくださる多くの方々と共に、全国各地でさまざまな活動を推進しています。詳しくはＪＡＬＮＩの事務局（info@jalni.com）にお問い合わせください。

＊＊＊

このあとがきを執筆しているタイミングで、日本全国の児童・生徒の自殺率が過去30年で最悪になっているというニュースが飛び込んできました。このニュースを報じたのはイギリスのＢＢＣであり、日本のメディアはいっさい取り上げていません。いったいどういうことでしょうか？　自国で起こっている問題を何だと思っているのでしょうか？

世界保健機関（ＷＨＯ）の調査では、日本の若者（15～24歳）の自殺率が１９９０年代から増加の一途をたどっており、２０１０年には世界でワーストになってしまったという、悲しい現状が報告されています。今回のニュースは、そんな若者たちよりもさらに年下の世代でも同様の傾向であることを物語るものです。長い人生をスタートしたばかりの子どもたちが、自ら命を絶つという選択をするなんて、しかもその数が増加の一途をたどっているなんて、これほど悲しい話があるでしょうか……。

その大きな理由として、学校生活での問題（いじめなど）が指摘されています。思考や感情、行動は、脳内でつくられるさまざまな種類の神経伝達物質の連係プレーで成り立っていて、そのあらゆる場面で、神経細胞の生体膜の安定性と柔軟性が不可欠となります。つまり、脂質栄養の改善は、いじめる側にもいじめられる側にもダイレクトに役立ち、最終的にはこんな惨状から脱却できるはずなのです。子どもたちの命を救える手段なのです。

一方で、本書を執筆している最中に二人目の孫が誕生しました。一人目の孫の時も、自分の子どもたちの時もそうでしたが、新しい命がこの世に生まれいずるという神秘は、本当に奇跡としか言いようがありません。私の孫をはじめ、将来ある若い人たちには、希望に満ちた明るい未来を残したいと切に願います。

＊＊＊

図28は、ハーバード・メディカルスクールの関連医療機関（ボストン小児病院）による学際的な教育プログラムで用いられている資料に、日本語訳を加えたものです。ハーバード大学の医学部生たちは少なくとも、トランス脂肪酸の問題について学ぶ機会が、このような形できち

図 28　ハーバード大学の教育プログラムで用いられている資料

トランス脂肪酸の健康影響
Health effects of *trans* fats

- Increases LDL　(LDLの増加)
- Decreases HDL　(HDLの増加)
- Increases Lipoprotein (a) – Lpa　(LPaの増加)
- Increases risk of preecclampsia in pregnancy (妊娠中の子癇前症のリスク上昇)
- Makes platelets stickier
  ⇒increases risk of forming clots　(血小板凝集のリスク上昇)
- May promote insulin resistance　(インスリン抵抗性の亢進)
- Epidemiological studies:　(疫学的研究によるもの：)
  - Increases risk of Alzheimer's　(アルツハイマー病のリスク上昇)
  - Increases risk of Diabetes Type 2　(2型糖尿病のリスク上昇)
- Process of hydrogenation:　(水素化のプロセス：)
  - destroys vitamin E, carotenoids　(ビタミンE、カロテノイドの破壊)
  - destroys essential fatty acids　(必須脂肪酸の破壊)
  - adds traces of nickel and/or aluminum to the human body which may cause toxicity at high levels (ニッケルやアルミニウムによる毒性の惹起)
- Intake associated with increased risk of heart disease　(心疾患のリスク上昇)

（出典：“Trans Fats-the UGLY Fat” presented by:Dr.Christine Simpson）


んと用意されていることがうかがい知れます。

　本書でも登場したハーバード大学のウォルター・ウィレット博士は、「女性看護師健康調査」（Nurses' Health Study）という、1976年から続いている世界的に有名な大規模研究を指揮していて、そこには、ウィレット博士が教授を務める公衆衛生大学院にあわせて、医学大学院（メディカルスクール）と、医学大学院に併設されたブリガム&ウィメンズ病院も参画しています。そしてこの大規模研究を通じても、トランス脂肪酸と健康問題の関連性が数多く示されているのです。そこからは、「健康」というテーマに対し、それぞれの学問分野を超えて協力し合いながら取り組む姿勢が伝わってきます。

　これとはあまりに対照的なのが、日本の大学です。学部ごとの縦割り色が強いのはもちろんのこと、医学部ではトランス脂肪酸はおろか、食や栄養のことを全くと言っていいほど学びません。そもそも栄養学部でさえ〝間違った栄養学〟を教えているのが日本の現状ですから、ある意味やむを得ないのかもしれませんが、いずれにせよ、このアメリカとの空気感の差はいったい何なのだろうと思わずにはいられません。日本の大学の医学部は、ある種の「鎖国」状態に陥っていて、周りが見えていないように映るのです。

＊＊＊

私の長女は、ニューヨーク大学の大学院で臨床栄養学を学んだのち、東京大学の大学院に進学し、主に日本人のトランス脂肪酸の栄養疫学について研究しました。ちなみに第3章の最後でご紹介した、日本人のトランス脂肪酸の摂取量に関する研究結果（実際には「1％超」の人が多かった）も、実は長女の成果のひとつです。

なお、長女がかかわったトランス脂肪酸に関する2つの論文は、トランス脂肪酸の摂取量の算出法や健康影響に言及した、日本で初めての国際論文ですので、ここで論文タイトルと掲載学術誌をそれぞれ示しておきます。

◆Association of trans fatty acid intake with metabolic risk factors among free-living young Japanese women（独立生活の若年日本人女性におけるトランス脂肪酸の摂取量と代謝危険因

子の関連性）

Asia Pacific Journal of Clinical Nutrition 2009;18 (3):359-371

◆Estimation of Trans Fatty Acid Intake in Japanese Adults Using 16-Day Diet Records Based on a Food Composition Database Developed for the Japanese Population（日本人集団用に開発した食品組成データベースに基づく16日間の食事記録を用いた、日本人成人におけるトランス脂肪酸の摂取量の評価）

Journal of Epidemiology 2010;20(2):119-127

長女はこの流れで内閣府の消費者庁に入り、こちらも第3章でご紹介した、トランス脂肪酸の表示に関するガイドラインづくりを中心的に推進しました。消費者庁では「栄養表示の義務化に関する消費者調査」ワーキンググループの委員も務めました。

さらに、世界保健機関（WHO）のスイス本部で「トランス脂肪酸及び飽和脂肪酸の健康影響の見直し」に関する業務に携わりました。そして、WHOの栄養ガイダンス専門家グループの会合に出席するとともに、世界各国から選出された栄養学の専門家らの前で、WHOのスタッフとしてトランス脂肪酸に関するプレゼンテーションを行ったこともあります。WHOでの業務の中では、ハーバード大学のウィレット博士に会って直接話ができたことを長女が非常に喜んでいたのを、今でもよく覚えています。

長女が留学していたニューヨークでは、〈No More Hidden Poison in Our Foods!〉(私たちの食べ物にこれ以上〝隠れた毒物〟はいらない!)と書かれたプラカードを持った市民らが、市庁舎の前でトランス脂肪酸の排除を訴えて抗議デモを繰り広げました。その後、ニューヨーク市は飲食店でのトランス脂肪酸の使用禁止にいたったのです。これとは対照的に、東大病院の中に併設されたレストランでは、トランス脂肪酸などのリスクが高いポーションタイプのコーヒーフレッシュが平然と使われていて、それに気づいた長女と私は思わず顔を見合わせ、唖然としたものです。

こうして長女は、アメリカや世界と日本の空気感の差を、まさに肌身で感じてきました。そしてそんな立場だからこそ、自らの手で日本を変えようと必死になって取り組んできました。特に、赤ちゃんを守るべく、出産世代や子育て世代の女性に向けてトランス脂肪酸の危険性を啓発するとともに、食や栄養の変革を緊急に行わなければならないという使命感を強く抱いていました。そんな長女の姿を、私は心から誇らしく思ったものです。

ところが2017年10月、長女は不慮の事故で帰らぬ人となってしまいました。あまりに突然で、あまりにつらい出来事でした。

＊＊＊

２００７年に上梓した『病気がイヤなら「油」を変えなさい！』（河出書房新社）は、ニューヨーク市のトランス脂肪酸禁止のニュースが２００６年に報じられたことを受けて、トランス脂肪酸などの油の問題を世に知らしめる一冊となりました。今回は、２０１８年からスタートした、アメリカ食品医薬品局（ＦＤＡ）によるトランス脂肪酸の規制をきっかけに、子どもたちを守るために私がこれまでずっと伝えたかったことを新たな本にまとめ、満を持して、こうして世に送り出すことができました。まさに万感の思いです。

志半ばで天へと旅立った長女にこの本を捧げると共に、長女の遺志を継いで、これからもできる限りの活動を続けていきます。

最後に、長女が生前お世話になった全ての皆様に、この場を借りて心から感謝申し上げます。

山田豊文（やまだ・とよふみ）
杏林予防医学研究所所長。日本幼児脂質栄養学協会（JALNI）会長。あらゆる方面から細胞の環境を整えれば、誰でも健康に生きていけるという「細胞環境デザイン学」を提唱し、本来あるべき予防医学と治療医学の啓蒙や指導を行う。2013 年 6 月に「杏林アカデミー」を開校。細胞環境デザイン学を日本に広めていくための人材育成に力を注いでいる。2018 年には JALNI を始動。主に子どもの脂質改善を目的としたさまざまな活動を全国各地で展開している。主な著書に『細胞から元気になる食事』（新潮社）、『病気がイヤなら「油」を変えなさい！』（河出書房新社）、『脳がよみがえる断食力』（青春出版社）など。
杏林予防医学研究所ホームページ https://kyorin-yobou.net/
山田豊文フェイスブック https://www.facebook.com/yamada.kyorin

トランス脂肪酸から子どもを守る――脳を壊す「油」、育てる「油」
2019 年 2 月 20 日　初版第 1 刷発行

著者 ―――― 山田豊文
発行者 ――― 平田　勝
発行 ―――― 共栄書房
〒101-0065　東京都千代田区西神田 2-5-11 出版輸送ビル 2F
電話　03-3234-6948
FAX　03-3239-8272
E-mail　master@kyoeishobo.net
URL　http://www.kyoeishobo.net
振替　00130-4-118277
装幀 ――― 生沼伸子
カバーイラスト―― 平田真咲
印刷・製本 ―― 中央精版印刷株式会社

ISBN978-4-7634-1087-0　C0077